健康中国
家有名医

耳鸣耳聋诊断与治疗

主编 —— 王　璟　吴拥真　高　娜

上海科学技术文献出版社
Shanghai Scientific and Technological Literature Press

图书在版编目（CIP）数据

耳鸣耳聋诊断与治疗 / 王璟，吴拥真，高娜主编 .
上海：上海科学技术文献出版社，2024.
—ISBN 978-7-5439-9104-0

Ⅰ. R764.4

中国国家版本馆 CIP 数据核字第 2024Q4J910 号

策划编辑：张　树
责任编辑：付婷婷
封面设计：留白文化

耳鸣耳聋诊断与治疗

ERMING'ERLONG ZHENDUAN YU ZHILIAO

主编　王　璟　吴拥真　高　娜

出版发行：上海科学技术文献出版社
地　　址：上海市淮海中路 1329 号 4 楼
邮政编码：200031
经　　销：全国新华书店
印　　刷：商务印书馆上海印刷有限公司
开　　本：650mm×900mm　1/16
印　　张：14.5
字　　数：150 000
版　　次：2024 年 9 月第 1 版　2024 年 9 月第 1 次印刷
书　　号：ISBN 978-7-5439-9104-0
定　　价：48.00 元
http://www.sstlp.com

本书编委会

主　编：王　璟　吴拥真　高　娜

副主编：汪　毅　赵　晖　王　晶

编　委：（按姓氏笔画为序）

丁晨茹　王　晶　王　璟　王海燕　王家佳　王瑾瑜

尹彦波　邓文瑶　左　建　左今菁　田　亮　丛　宁

任同力　吴拥真　吴珏菁　余　菁　汪　毅　张超君

周玉娟　赵　晖　高　娜　景江华

总　序

近日，中共中央办公厅、国务院办公厅印发了《关于新时代进一步加强科学技术普及工作的意见》，从加强科普能力建设、促进科普与科技创新协同发展等七个方面着重强调了科普是国家和社会普及科学技术知识、弘扬科学精神、传播科学思想、倡导科学方法的活动，是实现创新发展的重要基础性工作。这是对新时代科普工作提出新的明确要求，是推动新时代科普创新发展的重大契机。为响应号召，推进完成在科普发展导向上强化战略使命、发挥科技创新对科普工作的引领作用、发挥科普对于科技成果转化的促进作用的三大重要科普任务；促进我国科普事业蓬勃发展，营造热爱科学、崇尚创新的社会氛围，构建人类命运共同体，上海科学技术文献出版社特此策划推出“健康中国·家有名医丛书”。

健康是人最宝贵的财富，然而疾病是其绕不开的话题。随着社会发展，在人们物质水平提高的同时，这让更多人认识到健康的重要性，激发了全社会健康意识的觉醒。对健康的追求也有着更高的目标，不再局限于简单的治已病，而是更注重“未病先防、既病防变、愈后防复”。多方面的因素使得全民健康成为“热门”话题。

现代社会快节奏和高强度的生活方式，使我们常常处于亚健康状态。美食诱惑、运动不足、嗜好烟酒，往往导致肥胖，诱发高血压、高血脂、高血糖、高尿酸乃至冠心病、脑卒中，甚至损伤肺功能，造成肾功能衰退，而久病卧床又会造成肺炎、压疮、下肢血管栓塞等衍生疾病……凡此种种，严重影响人们的健康生活。

“经济要发展，健康要上去”，是每个老百姓的追求。“健康中国”不是一个口号，也不是一串数字。人民健康是民族昌盛和国家富强的重要标志，健康是人们最具普遍意义的美好生活需要。该丛书遴选临床常见病、多发病，为广大读者提供一套随时可以查阅的医学科普读物。

这套丛书，为广大读者提供一份随时可以查阅的医学手册，帮助读者了解与疾病预防治疗相关的各类知识，探索疾病发生发展的脉络，为找寻最合适的治疗方法提供参考。为全社会健康保驾护航，让大众更加关注基础疾病的治疗，提高机体免疫力。在为患者答疑解惑的同时，也传递了重要的健康理念。

本丛书秉承上海科学技术文献出版社曾经出版的“挂号费”丛书理念，作为医学科普读物，为广大读者详细介绍了各类常见疾病发病情况，疾病的预防、治疗，生活中的饮食、调养，疾病之间的关系，治疗的误区，患者的日常注意事项等。其内容新颖、系统、实用，适合患者、患者家属及广大群众阅读，对医生临床实践也具有一定的参考价值。本丛书版式活泼大气、文字舒展，采用一问一答的形式，逻辑严密、条理清晰、方便阅读，便于读者理解；行文深入浅出，对晦涩难懂的术语采用通俗表达，降低阅读门槛，方便读者获取有效信息，是可以反复阅读、随时查询的家庭读物，宛若一位指掌可取的“家庭医生”。

本丛书诚邀上海各三甲医院专科医生担任主编撰稿，每册书十万余字，一病一书，精选最为常见和患者最为关心的内容，删繁就简，避免连篇累牍又突出重点。本套“健康中国·家有名医”丛书在2020年出版了第一辑21册，现在第二辑27册也顺利与广大读者见面了。

这是一份送给社会和大众的健康礼物，看到丛书出版，我甚是欣慰。衷心盼望丛书可以让大众更了解疾病、更重视健康、更懂得未病先防，为健康中国事业添砖加瓦。

王韬

2022年10月

目　录

耳鸣耳聋的基础知识

耳朵的解剖与功能如何

人的耳朵左右各一，分为外耳、中耳和内耳三个部分，是协助我们“听八方”的重要器官。别看它小小的，那可是人类身体上一个孔小洞深功能强大的存在！

外耳包括耳廓和耳道。耳廓是人们能够直接观察到的部分，前凹后凸，形似贝壳，左右对称，主要用于帮助我们收集声波。外耳道长 2.5～3.5 cm，以“S”形弯曲行至鼓膜，把耳廓所收集的声音传递至中耳。

外耳道的终端是鼓膜，也就是老百姓常说的“耳膜”，它是外耳和中耳的分隔。中耳包括四个部分。第一是鼓膜。第二是鼓室，是位于鼓膜后的一个气腔，其内有彼此相连的三块听小骨(锤骨、砧骨和镫骨)，这三块听小骨是人体中最小的骨头，却在听觉传导通路扮演着关中要塞的角色。中耳的第三个部分是咽鼓管，从中耳腔的前壁连通耳朵与鼻子，与中耳的第四个部分乳突一起协助调节中耳腔的气压，维持声传导所需的稳态环境。有人感冒鼻塞时会觉得耳朵闷闷的，就是咽鼓管受到阻塞的原因。

内耳是一个复杂又曲折的管道，又叫作迷路，包括耳蜗、前庭和半规管三个部分。耳蜗如其名，像一个蜗牛壳，螺旋 2.5～2.75 周。可以将传递到内耳的声波振动转化为神经电冲动，经蜗神经等一系列神经传导至听觉皮层，从而产生听觉。

前庭是一个椭圆体的空腔，与"C"形并相互垂直的三个半规管相连，一起参与调节人的平衡功能。它们将头部的位置信号经前庭神经传递到相应的中枢系统，感受头部位置变化从而调节人体平衡。

耳朵的功能与人们的日常生活息息相关，任何一个部位出现问题都会对我们的听觉和平衡觉产生影响，出现听力下降、平衡障碍等表现，甚至严重者可出现眩晕。了解耳朵的构造与功能，让我们从点滴做起！

（丁晨茹）

人是怎么听到声音的

耳朵，是我们听到世界的窗口。因为它，我们能够彼此交流；能够欣赏美妙的音乐；能领略大自然的很多乐趣；能够辨别汽笛声躲避车辆……人之所以能够识别声音，判断声源位置，全仰仗于精细的听觉系统即耳朵和大脑的完美配合。

自然界的声音，是通过声波的振动在空气中传播的。耳朵的角色是收集并传递声音信号，大脑则主要进行声信息的精细加工处理。声音具体是怎样被收集、被传递、被感知的呢？细细分来，主要有以下几个步骤。

① 外耳→中耳：我们的耳廓就像是一个扇形的喇叭，收集来自四面八方的声音，通过狭窄细长的外耳道传递到中耳。

② 中耳→内耳：进入外耳道的声波，首先使鼓膜产生振动，鼓膜好比一张鼓的鼓面，将声振动放大传递至3块听小骨（锤骨、砧骨、镫骨）。听小骨的作用类似于杠杆，对声信号进一步放大。“鼓＋杠杆”的中耳的结构就像是一个高效的流水线，将空气中的声振动信号放大并传入到内耳。

③ 内耳对声音的感知：中耳的最后环节镫骨与内耳的卵圆窗（前庭窗）相连接，内耳是一个充满液体的结构，镫骨振动传导的能量引起内耳耳蜗液体的流动，耳蜗内的毛细胞感受液体波动传递的声振动信号，将它转化为神经电信号，通过听觉神经传递到大脑皮层。

④ 内耳→中枢：大脑皮层接受双侧内耳传递的听觉神经电信号，通过一系列的信号分析，加工和处理，我们便产生了听觉。

空气中声波振动通过耳廓→外耳道→中耳→内耳→听觉神经→大脑皮层的通路我们称之为“空气传导”，简称“气传导”，是我们感知声音最主要的方式。除此之外，声源还可以直接振动颅骨，直接引发耳蜗液体流动从而感知声音，称之为“骨传导”。由于自然界声波直接振动颅骨的能量比较微弱，骨传导不是特别敏感，正常人感知声音主要通过气传导进行。

完好的耳廓、畅通干洁的外耳道、机能良好中耳和内耳，是收集并处理声音信息的基础，它们的配合就好比一部“电话机”，将振动的声音转化成可以在“电话线”（听觉神经）上传递的电信号,最终将声音讯息传递到大脑。大脑通过整合分析左右两耳传递来的神经信号,帮助我们听到声音并辨别声音的方向。所以说,想要听到声音,“电话机”和“电话线”缺一不可。

(丁晨茹)

什么是耳聋

耳聋这个词乍一听很吓人,多数时候人们将聋与哑挂钩,谈聋色变者大有人在。这里给大家“辟一下谣”:医学上讲,耳聋≠完全听不到。

常常会有人发现自己听到的声音变小了,一侧耳朵打电话变得听不清了,感冒后听声音变远了……去医院做完检查,医生大笔一挥写下“耳聋”的诊断,顿时直冒冷汗。其实,听力下降统称为耳聋,它有很宽的程度范畴,就好比人可以按照肤色、高矮、胖瘦进行区分一样,耳聋也可以有不同的分型。来了解一下吧。

1. 按耳聋的程度分类

按照2021年3月3日WHO推荐的新标准:根据纯音测听的4个主要频率(0.5 k、1 k、2 k、4 kHz)的听阈平均值,将耳聋分为以下几级。①正常:<20 dB。②轻度耳聋:20～35 dB(听悄悄话有困难)。③中度耳聋:35～50 dB(听日常谈话有困难)。④中重度耳聋:50～65 dB(听大声讲话有困难)。⑤重度耳聋:65～80 dB(听贴耳大声讲话有困难)。⑥极重度耳聋:80～95 dB(仅能听到鞭炮

类的超大声音)。⑦全聋:≥95 dB(完全听不到声音)。

2. 按耳聋的发生时间分类

①先天性聋(出生时就聋了):指出生时或出生后不久就存在的听力障碍,是胚胎期或围产期致聋因素所致,又可分为遗传性聋或非遗传性聋两大类。②后天性聋(出生后因病而聋):指出生后由于疾病或外伤等原因所致的耳聋。③语前聋(学会说话之前聋了):重度先天性聋或在婴幼儿期即失去听力者,由于不能通过语音交流接受言语信号,更无自身言语反馈,导致言语发育障碍称为语前聋,可以因聋致哑。④语后聋(会说话之后聋了):在言语形成后听力丧失者称为语后聋,言语功能常常逐渐退化。

3. 按病变部位及性质分类

①传导性聋:外耳、中耳病变导致声波传入内耳能量减弱所致的听力损失(给耳朵这个"电话机"传递声音的道路堵住了,需要更响的声音才能传进去,气导听阈提高)。例如耵聍栓塞(耳屎堵了外耳道)、中耳炎(耳朵痛、流脓伤了中耳)、咽鼓管病变(耳闷、耳堵影响了中耳腔)及耳硬化症(听骨链尤其是镫骨活动度减小)等所致的耳聋。此时"电话机"的关键部件内耳将声音转化为电信号的功能是正常的,所以骨导正常或者接近正常(骨导曲线不变),同时气导听阈提高(气导曲线下降);气、骨导间有差值。②感音神经性聋:内耳("电话机"的关键部件)、听神经("电话线")或听觉中枢的器质性病变导致声音的感受与分析出现问题,由此引起的听力减退或丧失。比如老年性聋、药物性聋、突发性聋、噪声性聋等。气导、骨导呈现一致性的下降,没有气骨导差。③混合性聋:传音和感音结构同时有病变存在。气

导、骨导均下降，同时存在一定的气骨导差。

所谓万事皆有因果，耳聋之症也大有玄机，只有了解它，才能分析它，然后治疗它。

（丁晨茹）

什么是感音神经性聋

感音神经性聋指内耳的耳蜗螺旋器（其功能如同电话机，能将声音信号转化成电信号）、听神经（如同电话线，能传输转化成电信号的声音）或大脑听皮层（能产生对声音的感知）出现病变，不能或只能部分感受到传入的声音。其特点是，不仅需要提高音量才能听到，而且有时即使听到也不能辨清语言，并常常伴有高音调耳鸣。其中，最常见的病变部位是内耳耳蜗螺旋器的损坏。常见病因如下。

① 急性传染病：病毒和细菌的感染，如腮腺炎、麻疹、猩红热、流行性感冒、脑炎、脑膜炎、伤寒等，皆可导致感音神经性聋。

② 耳毒性药物中毒：氨基糖苷类抗生素，如链霉素、双氢链霉素、新霉素、庆大霉素、卡那霉素、多黏菌素等，以及其他药物如奎宁、水杨酸等，都可导致感音神经性聋。耳毒性药物中毒与机体的易感性有密切关系。

③ 噪声损伤：一次短暂强烈的脉冲噪声（如鞭炮声、大炮声等），或长期慢性的稳态噪声（如钢铁厂、纺织厂等）的暴露均可

导致内耳声损伤性耳聋，前者称为爆震聋，后者称为职业性噪声聋。爆震聋多见于爆炸、火器发射，或其他突然强烈巨响引起的内耳急性声损伤。由于空气猛烈振动，产生冲击波和强噪声，中耳的鼓膜、听小骨以及内耳的声音感受器等均可同时遭到破坏。此时除了感音神经性听力下降外，还会有传导性听力下降，一般表现为混合性耳聋。职业性噪声聋是指由于长期暴露于稳态噪声环境中所致的慢性进行性内耳声损伤，最易影响 4 k 这个声音频率刺激的部位，听力图常表现为 4 k 处切迹型听力下降。随着接触噪声时间延长，被波及的范围逐渐扩大，开始先向高频区扩展，最后低频侧亦可受累。噪声对内耳感受声音的毛细胞除了产生机械性损伤也会导致内耳代谢障碍、酶活性降低等改变，最终导致毛细胞破坏受损。长期接触噪声终将引起噪声性耳聋，但噪声的强度、接触的时间、物理特性和个体差异等因素均可影响损伤的发生和发展过程。

④ 颅脑外伤：颅脑外伤不但可损害外耳、中耳结构，引起传导性聋，还可因颞骨骨折损害内耳结构或导致内耳出血，或因强烈震荡引起颅脑损伤，导致感音性聋，有时伴有耳鸣、眩晕。

⑤ 老年性聋：由于机体的衰老，感受声音的内耳螺旋器上的毛细胞、传递声音的听神经细胞和纤维，以及感知声音的听皮层中枢都可能发生变性或衰退导致耳聋。此外机体衰退还可以引起血管硬化、内耳血循环障碍，以致听器官退变产生耳聋。但并不是所有老年人都有明显的耳聋，环境因素以及遗传因素也会起到一定作用。

⑥ 突发性聋：突然发作的感音神经性听力下降，原因不明，

可能与病毒感染、内耳血管痉挛或血栓、栓塞、免疫因素等有关,情绪波动、熬夜等也是可能的诱因。病变主要累及内耳部位,严重者出现全聋,可伴耳鸣及眩晕,有眩晕表现者可能预后差。发生突然的听力下降一定要及时就诊,突发性聋的黄金救治期在72 h内,有效治疗期一般在30天。

此外,听神经瘤、内耳积水、迷路炎等都可引起感音神经性聋。

(左今菁,王　璟)

什么是传导性聋

在声音传导径路上任何结构与功能障碍,都会导致进入内耳的声音能量减弱,从而引起听力下降,称为传导性聋。传导性聋多是因为病变影响到了外耳和中耳部位而导致的,听力损失的程度也会因病变部位和程度的不同有所差别。

都有哪些原因会引起传导性聋呢?

① 先天性或后天性外耳道畸形:先天性畸形,包括外耳、中耳畸形,例如外耳道闭锁和中耳结构发育不全。如果加之内耳结构发育障碍,则会表现为严重的混合性聋或全聋。后天性畸形多因创伤所致,比如外耳道严重损伤导致的外耳道闭锁。

② 外耳道堵塞:如耵聍(俗称耳屎)栓塞、外耳道异物、外耳道的新生物(如胆脂瘤或肿瘤)等。这种情况所致聋一般不甚严重,听力下降程度与阻塞程度有关。

③ 鼓膜穿孔：由于创伤或中耳炎症引发鼓膜穿孔，会影响声音的传递，导致听力下降。如果中耳无病变或病变甚微，或穿孔很小，则听力影响不大。

④ 中耳腔内病变：如中耳有血性、脓性、黏液性的积液，中耳黏膜肿胀，听骨粘连、中断或缺损，中耳胆固醇肉芽肿，鼓室有硬化性病灶，耳硬化症导致听骨链固定，以及中耳肿瘤等，都能妨碍声音的传导，表现为传导性聋。

⑤ 头部外伤：可引起外耳道血块堵塞、中耳积血、脑脊液耳漏、听骨链中断或骨折等病变，产生传导性聋。

⑥ 部分内耳疾病：如影响了内耳液体流动（如外淋巴液质量改变或液波传导受阻），或内耳骨质缺损（又称为“第三窗”效应），都会降低声音向内耳感受器的能量传递而表现为传导性耳聋。当病情进一步进展引起内耳感受器受累，则会呈现混合性聋的特征。

大部分传导性耳聋可以手术治疗，因此如果发现自己听力下降需要及时到耳鼻喉科就诊，准确诊断后方能采取恰当的治疗方式。

（左今菁，王　璟）

什么是混合性聋

耳朵之所以能听到声音，有赖于正常的传递声音和感知声音的结构，如果这两者同时发生病变，影响了声波的传入与感知过程，就会表现为混合性聋。同时累及外耳、中耳和内耳的疾病，如长期慢性中耳炎、耳硬化症晚期等，就常常具有传音性聋和感音性聋的特征。混合性聋的听力图改变特征是既有气导听力下降，又有骨导听力下降，且气、骨导下降幅度并不一致，常常是低频区的气导比骨导听力下降更显著（即存在气骨导差），但是高频区气骨导差不明显。

影响传音和感音结构的原因既可以相同，也可以不同。

相同的病因常见于如下情况。

① 晚期耳硬化症：耳硬化症会影响听小骨中镫骨的活动度，造成传导性听力下降。但是，晚期的耳硬化症会累及内耳中耳蜗的感音功能，从而表现为混合性聋。

② 化脓性中耳炎：在中耳炎常规传导性聋的基础上，炎症毒素侵及内耳造成迷路炎，引起内耳微环境变化及结构功能改变而继发感音性聋，最终表现为混合性聋。

③ 爆震性聋：强噪声（常超过 140 dB SPL）引起空气猛烈振动，产生冲击波，中耳及内耳可同时遭到破坏，导致内耳感受声音的螺旋器、中耳传导声音的鼓膜和听骨损伤，表现为混合性耳聋。

④ 颅脑外伤：不但可损害中耳结构引起传导性聋，还可同时损伤内耳结构导致内耳出血，或因颅脑损伤引起更高级听觉中枢损害导致感音性聋，从而表现为混合性聋。

⑤ 先天性畸形：外耳、中耳畸形，如果合并内耳结构发育不全，则会出现严重的混合性聋甚至全聋。

混合性聋以不同病因更为多见，如慢性中耳炎伴老年性聋或噪声性聋。任何患者，只要同时存在损伤耳部传音和感音两个部分的疾病就可以出现混合性聋。

混合性聋的治疗需要根据不同病因进行针对性治疗。

（左今菁，王　璟）

耳聋会遗传吗

“如果父母听力都正常，双方家庭也都没有耳聋的人，为什么孩子会耳聋？”这是很多先天性耳聋患儿家长的常见疑问。医生会解释说：可能是因为隐性遗传！也就是说，耳聋是会遗传的。

遗传性耳聋是临床上非常常见的出生缺陷之一，通俗说，它就是由基因和染色体异常所致的听力损失。它不仅包括父母等亲属有耳聋遗传给下一代，还包括父母等虽然未表现出耳聋，但由于携带致聋基因遗传给下一代从而表现出的耳聋。在我国，耳聋在新生儿中的发病率为1‰～3.47‰，遗传因素致聋比例达50%～60%。

遗传性聋分为综合征性遗传性聋和非综合征性遗传性聋两大类。综合征性遗传性聋指除了耳聋以外，还同时存在眼、骨、肾、皮肤等部位的病变，这类耳聋占遗传性聋的30%；非综合征性遗传性聋只出现耳聋的症状，在遗传性聋中占70%。

遗传性耳聋的遗传模式如下。

(1) 常染色体显性遗传:父母有耳聋表现,孩子出现耳聋。

(2) 常染色体隐性遗传:父母没有耳聋表现,但是刚好携带同一位点的耳聋基因,孩子出现耳聋。

(3) 伴性遗传:在人体 23 对染色体中,有一对是性染色体,男性为 XY,女性为 XX。致病基因在性染色体上,后代则会伴随性别进行遗传,如果致病基因在 Y 上,只有男孩会发病。

(4) 线粒体遗传:线粒体也含有 DNA,并且可以遗传。目前认识最为广泛的是线粒体基因 12SrRNA 所导致的氨基糖苷类抗生素致聋现象,这类耳聋又称为药物性耳聋。

在我国,耳聋基因变异携带率约为 6.3%。目前我国发现的较常见的耳聋突变基因为 GJB2(gap junction protein beta 2)、SLC26A4 和线粒体 12SrRNA。①GJB2 基因突变属于常染色体隐性遗传,导致的耳聋大部分为先天性聋,从轻中度至极重度听力损失不等;部分患者表现为进行性听力损失。②SLC26A4 基因突变也属于常染色体隐性遗传,表现为先天性或后天中度至极重度听力损失。可在出生后任何时期发病,病情多呈进行性增强,发病突然或隐匿,通常伴有感冒、轻微头颅外伤或者其他使颅内压增高的病史。这种基因突变可造成两种临床表现:一是 Pendred 综合征(耳聋-甲状腺肿综合征),表现为甲状腺肿大和耳聋;二是患儿仅表现为耳聋,CT 检查可以发现前庭导水管扩大。这些孩子在出生后不少听力是正常的,通常在一次轻微外伤后(特别是头部外伤)出现听力下降,经过一段时间后听力可能部分恢复,但是经过多次发作,听力逐渐下降。我们平时提到的“一巴掌打聋”“一跤摔聋”其实有可能就与该基因突变有关。③线粒体 12SrRNA 基因属于母系遗传。只要母亲携带该突变基因，就会遗传给后代。其所致听力损失一般发生在使用过氨基糖苷类药物后的 3 天到 3 个月，临床表现通常为双侧重度或极重度且不可逆的高频听力损失。也有部分该突变基因携带者在没有服用氨基糖苷类药物的情况下出现听力损失。

耳聋是常见的出生缺陷，明确遗传致病因素是耳聋精准诊治干预的前提和基础。如果发现 SLC26A4 基因，可以提醒家长注意尽量避免孩子受到外伤，延缓听力下降的时间，为孩子争取宝贵的语言发育时间。如果发现线粒体基因突变，可告知患儿及家长，避免使用氨基糖苷类药物，防止耳聋的发生。开展特定人群的耳聋基因筛查，实现遗传性耳聋的早发现、早诊断、早干预；对重度耳聋或者全聋的患儿尽早进行人工耳蜗植入，以保证听觉言语能力的正常发展。

（王家佳）

什么是耳鸣

1. 耳鸣的产生与定义

你的耳朵是否出现过在没有任何外部声源的情况下，觉得耳朵里面或者脑子里面有声音，这就是耳鸣。当外界确实有产生的声音，比如耳道内的耵聍或掉入耳道的头发与耳道或鼓膜发生摩擦，或周围确实存在噪声时，耳朵感受到的声音就不是耳鸣了。

我们感到"听到"耳鸣，是因为它不仅仅与耳朵相关，听觉通路和大脑听觉中枢也会造成影响，从而产生耳鸣这种"幻觉"，并导致耳鸣持续存在。注意这是一种"幻觉"，而不是幻听，幻听是有意义的声音，如音乐或言语，常在有心理或精神性疾病时出现，而耳鸣大部分是无意义的杂音。

2. 耳鸣产生的机制

医生和科学家们对于大脑中究竟发生了什么而产生了这种声幻觉还没有达成完全一致的意见。耳鸣与慢性疼痛综合征相似，最开始可能由于耳部疾病导致听觉出现一定程度的损伤，大脑对损伤产生的一系列反应导致了耳鸣的持续，就像身体受到创伤后，即使伤口或骨折已经愈合，疼痛感仍然可能持续那样。耳鸣可能是大脑试图通过提高对声音的敏感度来适应听觉感受细胞(毛细胞)受损这种代偿机制导致。耳鸣发生时，与听觉有关的神经回路还可能与大脑的其他部分进行交流，比如调节情绪的边缘区，所以耳鸣有时还会影响我们的情绪。

3. 各种各样的耳鸣

耳鸣有时很小声，只有安静的环境中才能被听到或注意到，有时也可能很大声，在任何环境当中都能被听到。

耳鸣的音调多种多样，有时可能很高，类似蝉鸣声、吱吱声、啸叫声，有时也可能比较低沉，类似风声、电流声、电视雪花声。

耳鸣可能只出现于一只耳朵，也可能两只耳朵都有，还可能感觉来自大脑。

耳鸣可能是短暂的，有时仅出现数分钟就完全消失，也可能持续很长时间,可以长达几天、几个月甚至几年。注意:如果是 1 min 以内短暂的偶然的异常声音很可能是内耳的能量一过性释放,不是耳鸣。

有些耳鸣只有耳鸣的人自己才能听到,而周围的人听不到,称为主观性耳鸣;客观性耳鸣除了耳鸣的人自己能听到,周围的人也能听到。

大部分人可以忍受他们的耳鸣,但对某些人来说,耳鸣是非常烦人的,可以在很大程度上影响情绪、睡眠和生活质量。

4. 耳鸣的对策

耳鸣虽然让人烦恼,但也可能是大脑给出的提示某些疾病的信号,比如突发性耳聋、听神经瘤、鼻咽癌等,当及时就诊排除这些引起耳鸣的严重疾病时,我们可以放下心理负担,通过更进一步认识耳鸣,了解耳鸣,来寻找减轻耳鸣以及与耳鸣和平共处的方法。

(汪　毅)

耳鸣有哪些不同形式

当一个患者告诉医生有耳鸣时,如果没有其他信息,医生脑海中可能浮现出太多可能性。因为耳鸣是很多疾病都共有的一个症状,也是很多正常人也都曾有过的感受。同样是耳鸣,可能是一个转瞬即逝的感觉,也可能是一些严重疾病向我们身体发出的警报。因此有必要将耳鸣细分成不同的亚型,以便我们能更准确地认识耳鸣的原因，了解预防和控制耳鸣的方法，并且评估耳鸣的严重程度。

1. 按程度分类

耳鸣可以按照人们感知的严重程度，或利用各种耳鸣量表和视觉模拟量表等方法被分为轻度耳鸣、中度耳鸣及重度耳鸣。轻度耳鸣为对日常生活没有显著干扰的耳鸣；中度耳鸣可能引起对正常生活和情绪产生一定程度的干扰；重度耳鸣可以严重地影响人们的生活，常常被称为恼人的耳鸣。

2. 按感知到耳鸣的部位

根据人们感知到耳鸣产生的部位（并不一定是实际产生病理变化的部位）可以分为单侧耳鸣、双侧耳鸣或颅鸣，这种对于耳鸣部位的感知常常并不准确，大部分的耳鸣虽然可能有一定耳部疾病作为诱因，但大部分耳鸣本质上是由于大脑听觉中枢及相关结构的神经活动发生重塑而产生。

3. 按耳鸣声的特点

按感知到的耳鸣声的特点：比如根据耳鸣声的音调将耳鸣可以分为高音调耳鸣（如蝉鸣声）、低音调耳鸣（如隆隆声、风声）、搏动性耳鸣；又比如耳鸣持续时间可以将其分为持续性耳鸣及间歇性耳鸣。

4. 按检查者是否能听到耳鸣声分类

主观性耳鸣：耳鸣声只有患者本人能听到，检查者听不到。

客观性耳鸣：患者和检查者都能听到的耳鸣称为客观性耳鸣。

5. 按引起耳鸣的原因分类

①听力下降相关耳鸣：又分为传导性听力下降相关耳鸣（如

耳硬化症相关的耳鸣等)及感音神经性听力下降相关耳鸣(如噪声性耳鸣、老年性耳鸣等),这类耳鸣是主观性耳鸣中最常见的一类。②肌源性耳鸣:如鼓膜张肌、镫骨肌阵挛、咽鼓管异常开放等。③血管源性耳鸣:如颈静脉球体瘤、鼓室体瘤、颈静脉球高位及乙状窦憩室等。④躯体感觉相关耳鸣:如颈部肌肉、咬肌筋膜损伤诱发耳鸣、颞下颌关节紊乱相关耳鸣等。

现在知道如何跟医生描述自己的耳鸣了吗?

(汪　毅)

什么是主观性耳鸣

主观性耳鸣是指在没有外部声源刺激的情况下,大脑却出现感知到声音的一种幻觉,这种耳鸣只能被患者本人听到,检查者无法听到。主观性耳鸣是最常见的耳鸣形式,它不同于客观性耳鸣(检查者或者其他人也能听到的耳鸣)以及更复杂的幻听(这经常是精神异常而出现的一种有意义的声音幻觉,如言语声和音乐声)。

为什么没有外界声源刺激,我们还能感受到耳鸣呢?

引起主观性耳鸣的原因很多,外耳、中耳、耳蜗或听神经以及中枢神经系统的各种病变都可能导致主观性耳鸣的产生,其中最常见的是耳蜗功能障碍。这些部位的病变可能导致大脑的听觉中枢和非听觉区域发生重塑,主观性耳鸣患者大脑中听觉和非听觉区域的相互作用与正常人或者没有耳鸣出现时相比明显增强。目前主观性耳鸣的发病机理尚未完全明确，但可能有以下一些因素参与。

(1) 当存在外耳道耵聍、分泌性中耳炎或鼓膜穿孔、听骨链中断等导致的传导性听力损失时，由于外界环境声音传入内耳减少，来自身体内部的声音或听觉信号(例如血管噪声和自发性耳声发射)可能变得更加明显形成耳鸣。

(2) 噪声或耳毒性药物等各种原因造成耳蜗或听神经损伤时可导致听神经传入信号发生异常，如频率或节律改变，此时大脑可将其理解为耳鸣。

(3) 当存在内听道或桥小脑角肿瘤时，或存在血管(如小脑前下动脉或后下动脉)与听神经邻接造成听神经受压后，其髓鞘可能发生损伤，导致轴突之间发生信号“串扰”，从而引起耳鸣；感音神经性聋或安静环境下，听觉传入神经冲动的缺失或显著减少也可能导致听觉中枢相应网络活动的“释放”，类似于失明后的视幻觉以及截肢后的“幻肢”触觉和运动幻觉那样；此外，很多人在无声环境中也会出现耳鸣，不过在存在环境噪声的情况下，这种释放机制的耳鸣声音通常被环境噪声掩盖。

由于引起主观性耳鸣的原因不同，耳鸣的特点也多种多样，例如与中耳疾病(包括耳硬化症)相关时，它的频率通常为低音调或中音调(250～2 000 Hz)；与梅尼埃病相关的耳鸣通常是低音调(低于 1 000 Hz，通常为 125～500 Hz)；与声损伤或噪声暴露有关时，通常为高音调(约为 4 000 Hz)；当与老年性聋、听神经瘤、耳毒性和其他感音神经原因相关时，它通常也是高音调(2 000～8 000 Hz

或更高)；正常听力的耳鸣则是任何音调都可能发生。

主观性耳鸣经常与抑郁、焦虑、烦恼、愤怒及沮丧等负面情绪有关，耳鸣可能是这些不良情绪的原因，也可能是这些不良情绪导致的结果。如果患者过度关注耳鸣，还可能对工作及日常生活产生不利影响，但大多数耳鸣者不会因为耳鸣而感到太多困扰。主观性耳鸣患者也常常存在睡眠困难，与正常人相比，主观性耳鸣患者睡眠质量主观评分经常提示失眠状态，但是客观的睡眠监测多导睡眠仪睡眠参数可以没有显著异常。

主观性耳鸣的治疗效果很大程度上取决于病因，尽管很多主观性耳鸣无法通过药物治疗完全消除，但通过积极治疗病因，改善生活方式及情绪，采用认知行为疗法及声治疗等手段还是能使大多数耳鸣得到很大程度的控制或减轻，从而减少对患者工作及生活的影响。

（汪　毅）

什么是客观性耳鸣

客观性耳鸣是一种在没有外部声源刺激的情况下发生的对声音的感知，并且检查者或者其他人(不是耳鸣者本人)也可以听到(有时需要借助听诊器)。

1. 客观性耳鸣是如何产生的呢?

客观性耳鸣可能是对身体发出的异常声音的感知，也可能是对身体发出的正常声音的异常感知。客观性耳鸣远不如主观性耳鸣常见,但它通常具有可识别的原因。客观性耳鸣通常是有节律的,可能与脉搏或呼吸同步,耳鸣通常在夜间最明显,也最烦人,因为此时可掩盖它的环境噪声较少。

2. 身体发出的哪些声音可以造成客观性耳鸣呢?

(1) 血管来源:客观性耳鸣可能与颈内静脉或颈静脉球高位、乙状窦前位、动静脉畸形或瘘管、海绵状血管瘤、动脉瘤、血管狭窄(特别是颈动脉)、血管肿瘤和颅内高压引起的各种血管噪声有关。

动脉原因引起的客观性耳鸣通常较明显,并且与脉搏同步。

颈静脉杂音是一种常见但无害的杂音,可以是单侧的,也可以是双侧的,可以在颈部前部听到,有时在上胸部也可以听到。静脉杂音是由于颈内静脉中原本平滑的层流被破坏形成湍流导致血管壁振动引起。用手指按压甲状软骨外侧时杂音可能消失,手指松开或按压对侧颈内静脉时杂音可增强。

颈静脉球高位也可引起客观性耳鸣,有时可在鼓膜后见到蓝色肿物,当它阻碍鼓膜或听骨链的活动时,可导致传导性听力损失。当用听诊器进行检查难以明确时,可压迫同侧颈内静脉,如果耳鸣消失,可以作出初步诊断。

尽管很少见,乙状窦憩室也可引起搏动性客观性耳鸣,通过手术治疗可使耳鸣缓解或消失。

(2) 肌肉来源:腭部肌肉异常阵挛性收缩引起客观性耳鸣可能表现为一系列间歇性的尖锐、规则的咔嗒声或者连续的咔嗒声。

中耳肌阵挛引起的耳鸣表现为咔嗒声(鼓室张肌运动)或嗡嗡声(镫骨肌运动),可以是有节律的,连续的,也可以是间歇的;可能为单侧,也可能为双侧。此时患者纯音测听一般正常,发作时,声导抗检查有时可发现鼓膜顺应性节律性变化。

(3) 咽鼓管异常开放:咽鼓管异常开发引起的耳鸣可表现为吹气声、呼啸声、拍打声或咔嗒声,与呼吸同步,通常在直立位置更明显,躺下时逐渐消失,做 Valsalva 试验(强力闭呼)动作时减弱。偶尔可以观察到患者鼓膜与呼吸同步运动,纯音测听结果通常是正常的。

3. 客观性耳鸣的听力检查结果是怎样的呢?

血管源性耳鸣患者的听力大多是正常的,但偶尔颈静脉球高位、颈静脉球憩室或颈静脉球区肿瘤等累及听骨链或侵蚀内耳,可以导致传导性或感音神经性听力损伤;微血管压迫听神经也可能导致搏动性耳鸣并可能伴有感音神经性听力损伤。

4. 客观性耳鸣如何治疗呢?

①客观性耳鸣通常与抑郁、焦虑和失眠有关,针对这些因素治疗对缓解和控制耳鸣有所帮助。②去除耳垢。③声治疗(如电台调谐声、白噪声、海浪声等)可以减缓耳鸣。④药物治疗对控制客观性耳鸣疗效不显著。⑤某些血管相关的搏动性耳鸣可通过手术或血管介入治疗。

(汪　毅)

什么是恼人的耳鸣

虽然很多人都曾有过耳鸣的感觉，但大部分情况下，耳鸣其实是一种“无害”的听幻觉，对生活不会造成太多影响或困扰；不过对于少数耳鸣者来说，耳鸣常常伴随极大的痛苦，严重影响情绪和睡眠，甚至妨碍正常生活及人际交往，这种情况下，耳鸣被称为恼人的耳鸣。

对于耳鸣过度的关注、错误的认知以及消极的情绪反应可能使“无害”的耳鸣声变得越来越具有侵入性和威胁性，使人感知到的痛苦越来越严重，渐渐使普通的耳鸣慢慢变成了恼人的耳鸣。

大多数耳鸣者都知道耳鸣不是我们需要听清楚的声音，这些声音没有什么意义，我们也不需要对这些声音作出什么反应，因此，不会对耳鸣产生过多关注。然而，当人们对于耳鸣的认知存在误解时，比如当我们担心耳鸣会不会导致听力进一步下降，或是认为耳鸣不消失，我们就没法正常工作或是睡觉。因此当我们情绪紧张、烦躁时，就容易对耳鸣给予过度的关注。

除此之外，当我们对耳鸣存在消极的错误认识时，还会导致产生体内的应激反应，使得我们对耳鸣带来的影响产生不准确的评估和扭曲的感知，这种扭曲的负面感知和情绪又会反过来加深人们对于耳鸣的错误认知，并且使人们对于耳鸣的关注进一步增加，形成恶性循环。当耳鸣被误解为有害或具有威胁性的信号，人们对它产生的负面情绪还会形成条件反射，即恐惧、注意力增加和寻求安全环境，比如避免让自己暴露在与耳鸣有关的环境中(比如播放很响的音乐)，这些逃避行为可以暂时减少恐惧，但同时使这种条件反射得到强化，当耳鸣再次出现时(比如睡觉前)，其导致的恐惧和不安反而更加严重。

因此当恼人的耳鸣出现时，我们需要做些什么来打破这种消极的条件反射和恶性循环呢?

认知行为疗法被反复证明在减少耳鸣痛苦、焦虑和烦恼以及改善日常生活功能方面是有效的。医生会仔细询问患者病史并进行相关检查，了解引起其耳鸣的原因，判断是哪一种类型的耳鸣，听力损失的程度，是否存在一些可能引起耳鸣症状的严重疾病，并且利用一些量表评估判断耳鸣对生活、情绪、睡眠产生的不良影响及严重程度。针对不同的病因，采取不同的措施控制病因，并且通过充分的解释使耳鸣者对于耳鸣有一个正确认识，不至于把耳鸣“妖魔化”，减轻我们对于耳鸣的心理负担，使我们有和耳鸣和平共处的信心。此外一些放松训练、思维控制和注意力转移疗法也可以缓解我们对于耳鸣的紧张情绪，减少我们对耳鸣的注意力及感知，减少耳鸣对我们正常生活的干扰。

此外当恼人的耳鸣严重影响我们的睡眠，使我们产生一些难以控制或自我调节的焦虑或抑郁情绪时，我们需要及时寻求心理科或精神科医生的帮助。

（汪　毅）

耳鸣会遗传吗

许多人都曾有过耳鸣的经历，很多耳鸣者会问医生，我的耳鸣会遗传给我的孩子吗？

1. 耳鸣存在家族遗传吗？

当我们研究一个疾病是否与遗传有关时，常常进行家族性研究，但是目前关于耳鸣家族聚集性的研究较少。欧洲的一个多中心研究发现耳鸣存在一定家庭聚集现象，并且与年龄、性别、听力损失和噪声暴露无关。然而，观察到的这种“家族效应”可能有遗传的原因，也可能有环境的影响，因为同一家族常常处于类似的环境当中。另一项在对双胞胎的研究中发现了支持耳鸣遗传性的更有力的证据，研究人员招募了双胞胎进行队列研究，同卵双胞胎与异卵双胞胎相比，同时发生耳鸣的比率更高。

2. 耳鸣的遗传有些什么特点？

研究发现，双侧耳鸣比单侧耳鸣遗传风险更高，双侧耳鸣的遗传风险甚至高于阿尔茨海默病。这项研究同时观察了性别对耳鸣遗传性的影响，证明耳鸣的遗传性在两性间存在显著差异：普遍来说，男性比女性更容易遗传到耳鸣；但是在 40 岁以下的人群中，女性耳鸣的遗传性更高。

3. 哪些类型的耳鸣容易遗传呢？

耳鸣是许多综合征和疾病的症状之一，这增加了研究耳鸣遗传性的困难。与耳鸣相关的疾病包括心理疾病（如焦虑及抑郁等)、神经系统疾病(如偏头痛、听神经瘤等)、睡眠障碍、代谢性疾病、孤独症等,但最常见的情况还是听力损失,包括突发性耳聋、高频感音神经性听力损失,老年性聋和梅尼埃病等,同时听觉过敏也与耳鸣有关。

因此,根据病因的不同,耳鸣可以分为不同的亚型,不同的亚型发病机制各不相同,有些与环境因素有关,有些与个人的生活习惯、心理状况有关。当引起耳鸣的相关疾病与遗传有关时,耳鸣可能会遗传,比如导致听力下降或焦虑的基因突变可能导致耳鸣的产生,也可能引起耳鸣遗传给下一代。

4. 哪些基因可能与耳鸣遗传有关呢?

目前研究发现与耳鸣有关的基因可能包括 GDNF、BDNF、KCNE1、COCH、HTR7、KCNE3、KCTD12、ACE、ADD1、NF22 等,这些基因大多与感音神经性聋、梅尼埃病及代谢性疾病有关,但是这些基因与耳鸣的相关性缺乏足够证据,有待进一步研究以证实。

(汪　毅)

听觉过敏与耳鸣是什么关系

听觉过敏是指患者对日常生活中那些正常人可以耐受的声音,感受过于强烈(太响)或难以忍受,即对于声音的耐受性降低。听觉过敏的表现包括觉得中等程度或很轻的声音听起来都很吵,对各种响声感到烦躁、恐惧甚至疼痛。

听觉过敏大多数为双侧,少数单侧起病。当出现单侧起病时需排除一些单侧的耳部病变或听神经病变的可能。

听觉过敏与耳鸣可能存在类似的发病机制,两者也经常伴随存在。与听觉过敏有关的外周性疾病包括贝尔氏面瘫、亨特综合征、镫骨手术后、外淋巴瘘等;与其相关的中枢性疾病包括偏头痛、抑郁症、创伤后应激反应、头部外伤、莱姆病、威廉姆综合征等。

可能的机制包括:①面神经镫骨肌支或其上水平发生损伤可导致镫骨肌反射消失或减弱,而镫骨肌反射可以在强声刺激下限制镫骨底板的活动,减少过大的声音进入内耳,起到保护内耳的作用,当镫骨肌反射受损后,可能导致过多的声音进入内耳,使平时可以耐受的声音也变得难以忍受的感觉。②在疲倦、焦虑、紧张或压力大的情况下,内啡肽释放增加,可强化听觉系统中突触中兴奋性神经递质谷氨酸的作用,产生声音过大的感觉。如果声音来自外部,则出现听觉过敏;如果声音来自身体内部,则可能出现耳鸣。③大脑听觉传出系统(上橄榄复合体到外毛细胞通路及网状系统)病变可导致对声音诱发的增益调节障碍,使得对声音的增益过高,从而产生耳鸣或听觉过敏。④听觉过敏的患者除了生理上的不适外,常常伴有心理或情绪上的改变(与恐音症有所区别,后者常常指对特定的声音而非普遍的声音产生反应),对声音感到恐惧或焦虑,甚至对正常环境和正常交流的回避,可显著影响患者正常生活。这可能与听觉中枢与杏仁核(大脑中与恐惧反应产生有关的结构)的相互作用有关,这也可能是耳鸣产生的原因之一。

许多患者认为治疗听觉过敏的方法是使用耳塞或耳罩来减少声音刺激从而减缓症状,但这种做法会使进入听觉系统的声音减少从而使听觉中枢兴奋性代偿性增加,从而加重耳鸣,而对声音的耐受性进一步减弱,逃避声音会导致听觉敏感加重。

一般对于听觉过敏及耳鸣的患者应采用类似脱敏治疗的耳鸣习服治疗,给予患耳低强度、无害的、宽频谱声刺激,声音强度从很小开始逐渐增大,使患者逐渐耐受正常强度的声音,并且对随之产生的耳鸣感知减弱。

对于伴有焦虑、恐惧或抑郁等情绪障碍的患者,建议心理科就诊,采取认知行为疗法或放松疗法配合声治疗,使患者可以更好回归正常生活及工作中。

(汪　毅)

颅鸣和耳鸣是什么关系

颅鸣,是指患者自觉颅内鸣响,如虫鸣声、流水声,或如潮声、雷鸣,多为持续性。患者可感知为头顶、脑后等部位有异响,而外界环境并没有相应声源。颅鸣既往为中医学病名及诊疗术语,目前现代医学也常使用。有观点认为颅鸣的发生由诸多因素引起,可能与延髓蜗神经核至大脑皮质听觉中枢的整个通道的任何一个部位受影响有关,也有可能与脑血管异常,如颈内动脉海绵窦瘘和脑静脉回流不畅、脑循环供血不足(如慢性脑缺血、颅内肿瘤或感染、颅内高压、高血压病、高脂血症、糖尿病、贫血、颈椎病)等相关,而精神压力大、焦虑亦可引起颅鸣。

耳鸣表现为耳内有声响、音调响度不一,可为单侧耳鸣或双侧耳鸣。耳鸣与整个听觉传导通路的功能息息相关,其产生多与耳部疾病,如外耳道疾患耵聍栓塞或异物、中耳炎症或胆脂瘤、内耳感音神经性听力损伤或占位有关,常伴听力下降等听觉系统症状。

耳鸣是指在没有相应的外界声刺激的情况下,主观上对声音的感知。美国耳鼻喉科学会 2014 年耳鸣指南提出耳鸣的定义是“The perception of sound when there is no external source of the sound”即“没有外界声源时所感知的声音”。而 1982 年由美国听力、生物声学和生物力学委员会颁布的耳鸣定义是“The conscious experience of a sound that originates in the head”译成“源自头部的由意识感知的声音”。从这个方面讲,不管是耳鸣还是颅鸣,它们均由大脑意识感知,所以颅鸣即是耳鸣。

整体而言,颅鸣和耳鸣的产生均与听觉通路密切相关,该通路以神经电活动的传导来逐级传递信号,因此从内耳至大脑听觉中枢皮层之间任一环节如有出现异常的电信号传导,均可使大脑产生对声音的感知。电信号向中枢方向的逐级传导为不对等和反复交叉的双侧传递模式,而到达双侧大脑皮层被感知的时间是有一定差异的,从而使异常电信号被大脑感知的同时产生了颅内定位。这个定位的差异使得颅鸣的位置可左可右可在颅顶或在枕后。归根结底颅鸣是来自双耳立体声的听觉作用的表现形式。

因此,颅鸣从其产生原理于某种程度上可能与耳鸣如出一辙,在临床表现上也有很大的相似性,在特定情况下,某一类异响可称为颅鸣也可称为耳鸣。重要的是,引起颅鸣和耳鸣病因复杂多样,也许真正困惑我们的,不是我们所感知的这个异响应该叫颅鸣还是耳鸣,而是从外耳到听觉皮层之间是否存在能被我们识别和治疗的病理性因素,从而为耳鸣的诊治提供关键的线索。

(邓文瑶)

耳鸣有哪些常见原因

引起耳鸣的原因非常多,还有许多耳鸣找不到明确的原因。耳鸣最常见的原因是各种引起传导性或感音神经性听力下降的疾病,听力下降导致中枢听觉系统传入信号减少,引起大脑听觉中枢发生中枢重塑,耳部病变一般不会直接引起耳鸣,需要听觉中枢的一系列反应才会产生。但是耳鸣也不总是与听力下降有关,有时候听力正常的情况下,人们也可能出现耳鸣。耳鸣还可能与前庭系统、血管系统及躯体感觉系统有关。

1. 传导性听力下降引起的耳鸣

①外耳道耵聍或异物:可通过与鼓膜发生摩擦或导致传导

性听力下降引起耳鸣;②耳部炎症:外耳道炎、分泌性中耳炎或化脓性中耳炎都可能导致传导性听力下降从而引起耳鸣;③鼓膜或听骨链病变:外伤、慢性中耳炎、胆脂瘤、耳硬化、咽鼓管功能障碍导致鼓膜穿孔、鼓膜顺应性降低、听骨链中断或听骨链固定时可影响中耳传音的功能从而引起耳鸣;④外耳道或中耳新生物:如外耳道骨瘤、乳头状瘤、外耳道癌、鼓室球体瘤、中耳癌等。

2. 感音神经性听力下降引起的耳鸣

①老年性聋:随着年龄增长常常出现双耳高频听力下降,这也是耳鸣常见的原因之一;②代谢性耳聋:2 型糖尿病、甲状腺功能减退、贫血、脂代谢异常、维生素或矿物质缺乏都可能导致耳蜗血管纹损伤,影响耳蜗血循环,导致耳蜗损害从而引起听力下降及耳鸣;③噪声性聋:长时间间断性或连续性暴露于噪声环境、遭到突然的强声刺激或爆震性声损伤后均可能造成感音神经性听力下降引起耳鸣;④突发性耳聋:突发性耳聋导致不同程度的感音神经性聋大部分可导致间歇性或持续性耳鸣,不同频率的听力下降可能导致耳鸣表现为不同音调;⑤免疫性疾病引起的耳聋:自身免疫性疾病常常引起快速进展性双耳感音神经性聋及耳鸣;⑥耳毒性药物:耳毒性药物可损伤毛细胞功能引起双侧对称或不对称听力下降及耳鸣,有些耳毒性药物及时停药1~3 天后耳鸣可自行消失,有些药物则会引起不可逆损伤;⑦听神经病变:听神经病和听神经瘤也可导致听力下降及耳鸣,听神经病常表现为双耳低音调耳鸣;听神经瘤常出现逐渐加重的听力下降及间歇性或持续性耳鸣;⑧梅尼埃病:梅尼埃病可出现波

动性耳鸣、耳闷、听力下降及发作性眩晕，耳鸣可间断或持续存在，发作期加重，多为低音调耳鸣。

3. 与前庭性偏头痛有关的耳鸣

前庭性偏头痛：前庭性偏头痛除了头痛、眩晕等常见症状外，也可在发作期出现耳闷、耳鸣等症状。

4. 肌肉源性相关耳鸣

鼓膜张肌、镫骨肌、腭帆张肌、腭帆提肌等发生肌阵挛也可引起耳鸣，耳镜检查有时可见鼓膜有节律的震动，多为客观性耳鸣，有时检查者也能听到，耳鸣声音类似电报声。

5. 血管源性耳鸣

①微血管压迫听神经：微血管压迫听神经时可产生对神经的刺激导致耳鸣，可表现为打字机样或搏动性耳鸣，血管磁共振检查可协助诊断；②动脉相关疾病：椎动脉狭窄、颈内动脉变异、动脉瘤等动脉病变可能导致搏动性耳鸣；③静脉相关疾病：颈静脉球体瘤、颈静脉球高位、乙状窦或颈静脉憩室等也可引起搏动性耳鸣，按压患者颈内静脉时耳鸣常可减轻或消失。

6. 躯体感觉系统相关耳鸣

一些非听觉刺激，如头部、颈部、肢体强有力的肌肉收缩、眼球运动、压迫肌筋膜触发点、压迫颞下颌关节或翼外肌等也可能引起耳鸣，常发生颈部甩鞭伤、咀嚼肌（如咬肌或翼内肌筋膜）损伤、颞下颌关节紊乱等情况。

（汪　毅）

耳鸣与耳聋是什么关系？久鸣必聋正确吗

耳鸣与耳聋的关系是一个复杂的问题,两者既有相关的一面,也有不相关的一面。

1. 相关性

①许多耳鸣的人都会有耳聋:耳鸣与耳聋都是听觉系统损伤后产生的症状,有相似和相通的地方。许多耳鸣的人会有耳聋,同时许多听力下降的患者也伴随耳鸣,比如噪声性聋,老年性聋等的患者常常伴随耳鸣症状。②耳鸣患者常规要进行听力检测,以此来筛查耳鸣可能的病因,并为明确疾病对患者的影响程度提供依据。比如突发性耳聋经常伴有耳鸣出现,甚至以耳鸣为主要或者首发症状,此时的耳鸣一定要检查听力以免延误突聋的诊断与治疗。③有学者认为,一些急性耳鸣也可能是突发性耳聋的前兆,除密切观察并随访听力之外,可以参照突发性耳聋的进行治疗,尤其是发病小于 1 个月的耳鸣患者。

所以耳鸣与耳聋某种程度上是纠缠不清的,耳鸣常为耳聋前或后的反应。

2. 不相关

①相当一部分长期耳鸣的患者常规听力图,甚至目前所有的听力检查均提示正常,说明两者并不一定相伴而行。但是,随着检测技术逐渐提高,我们确实也在研究中发现,这些听力正常的患者中仍有一部分人存在超高频听力下降,或者在更加精细

的测听时才能发现听力下降的痕迹。也有研究报道，听阈正常的部分耳鸣患者可能存在听神经纤维数量减少或传递功能受损的病变，称为隐性听力下降。因此，虽然耳鸣耳聋目前有不相关性的现象存在，但还值得进一步深入研究。②相当一部分听力下降的患者没有耳鸣症状；或者在听力下降较长时间后才出现耳鸣症状。③其他原因诱发的耳鸣：如躯体性耳鸣，通常由于耳朵或颈部肌肉痉挛以及其他机械源性原因产生，比如睡高而硬的枕头等，导致颈部扭曲出现耳鸣；又如阻生智齿也会造成耳鸣。另外，耳鸣还和睡眠、情绪状态等因素有关。但是这些原因引起的耳鸣通常不伴有听力下降。

所以，耳鸣和耳聋有时也是分离的。

耳鸣与耳聋都是与耳疾病相关的症状，值得注意的是，耳鸣并不是耳聋的原因，因此不用担心耳鸣声音没有彻底消失，听力就会随之慢慢下降。“久鸣必聋”这种说法是错误的！

（王　璟）

听力正常的人为什么会耳鸣

人耳结构分为外耳、中耳及内耳：耳廓和外耳道称为外耳；与外耳道相连的鼓膜、容纳听骨链的含气腔即鼓室，鼓室后下方的乳突以及连接鼓室与鼻咽后部的咽鼓管合称为中耳；内耳包括耳蜗及前庭器官。声波通过外耳的收集传至鼓膜及听骨链，转化为机械运动，中耳将机械能进一步传至内耳耳蜗，通过内耳液体振动耳蜗毛细胞，毛细胞则通过特殊的机械-电信号转化方式，将外界的声音以电信号的方式经过听神经传至大脑听觉中枢产生声音感知。

当我们说听力正常与否时，通常是与既往一段相对长的时间的自身状态相比较。听觉状态正常指外界各种各样的声音能顺利而清晰地传入并被大脑感知，形成完整的内容印象。然而耳鸣产生的最常见原因便是听力下降。听力减退时，听觉传导通路上的电信号部分缺失导致大脑形成的异常代偿反应被认为是耳鸣产生的可能机制。

那么，听力正常时还有可能产生耳鸣吗？答案是肯定的。

首先，临床上很多人所说的听力正常很多时候是自身的主观感受，缺乏客观的听力学证据。早期听力损失的发生可能并未引起明显地主观听觉变化，但是初期创伤却引起了耳朵内部分细胞功能的紊乱甚至是不可逆的破坏，影响了部分声音信号的传导，从而引起了耳鸣的症状。

其次，即便临床最常用的听力学测试——纯音听阈测试结果也显示为正常而自觉听力无异常时也会产生耳鸣的症状。因为纯音听阈测试主要针对 8 kHz 以下频率的听觉范围，而耳鸣患者可能是隐性听力损伤，常规的听力学测试不能发现隐性的听力下降。人类的听觉频率范围为 20 Hz 至 20 kHz，超过8 kHz 的频率为扩展高频。临床上所用的听力测试为常频纯音听力测试，针对 250 Hz、500 Hz、1 000 Hz、2 000 Hz、4 000 Hz 及 8 000 Hz 的听觉频率进行逐一检测，但是对 8 kHz 以上的超高频听力损失一般不进行检测。因此,在我们常规检测结果为正常时,只能证明我们的部分听觉频率的阈值尚且属于正常范围,并不代表在无法检测的高频听力部分也不存在听力损伤的情况。

此外,如果经过各种科学手段检测并没有听力损失的证据,但是仍能察觉到耳鸣的存在,这是为什么呢?这可能是因为耳鸣的产生是多系统和多因素相关的,除听觉系统外,其他的如中枢神经系统、大脑边缘系统、内分泌系统等均与耳鸣的产生有关:中枢系统细微病变时神经元产生异常的自发放电信号可能被大脑错误地感知;机体不良状态如焦虑、抑郁、睡眠障碍时可能影响大脑边缘系统的神经活动;甲亢以及激素分泌紊乱时可能引起听觉系统对声音的认知和敏感性发生改变,从而产生及加重耳鸣。另外,心血管系统病变、肾功能变化、鼾症、颞下颌病变等各种各样的因素均可能与耳鸣相关。

因此,临床上有很多所谓的听力正常的患者却有明显的耳鸣。基于听觉系统和非听觉系统均对耳鸣的产生有重要影响,除了注重听力损失造成的耳鸣之外,那些由睡眠及情绪因素或其他系统疾病引起的耳鸣同样值得我们关注和重视。

(邓文瑶)

耳机病和耳鸣是什么关系

耳机病,顾名思义是指由戴耳机引起的一系列病症。耳机作为我们生活中的常用物件，除了作为传递声音的工具，在公共场合更是作为划定个人自由空间的界限，是很多年轻人不可或缺的必需品。目前常用的耳机从佩戴方式看主要分为头戴式和入耳式耳机。头戴式耳机采用包裹耳廓的方式，而入耳式耳机则将其直接嵌入耳道内。

临床上经常遇见因为戴耳机的原因引起耳部不适症状而前来就诊的患者。也有很多患者对耳部疾病的产生是否由戴耳机引起并不知情。耳机的使用为何会对我们的耳朵造成不良影响甚至引起恼人的耳鸣呢？

在正常状态下，外耳道将收集的声波传至中耳后引起的振动再进一步刺激内耳，经过复杂的能量转化方式，声波由机械动能最终转化为电信号传至大脑皮层被我们所感知。听力减退时，听觉传导通路上的部分信号缺失导致大脑的异常代偿反应被认为是耳鸣产生的可能内在机制。

头戴式耳机采用的是包裹耳廓的方式将声音传递入耳，和普通的声音传递方式大同小异，除了反射回的声波刺激有一定加强外，对耳朵的影响是比较小的。而入耳式耳机在使用过程中直接接触和压迫外耳道，除了有可能会将耳道内的耵聍直接推向外耳道深部外，还可能因耳机与耳道皮肤摩擦和因耳机难以清洗而细菌滋生从而引起外耳道的炎症。另外，由于直接靠近鼓膜传递声音，声波的能量又相对较强，长时间的刺激容易引起内耳细胞功能的受损。当耵聍被推至鼓膜表面引起鼓膜受刺激，外耳道耵聍栓塞产生传导性听力下降或内耳功能受损，产生感音性听力损失，以及外耳道炎症时，由于局部皮肤充血肿胀甚至伴有分泌物，严重时可堵塞外耳道引起听力下降，听力下降造成的部分信号缺失导致大脑的异常代偿，则可出现耳鸣的情况。

此外，不论佩戴何种耳机，在环境噪声明显时，为了尽量消除背景噪声的干扰，佩戴者容易不同程度地将耳机音量提高，使内耳处于过高的声刺激中。长时间的高音量声刺激带来的声波机械冲击可引起耳朵自身的保护反射失去作用，最终使听觉器官损伤，从而引起听力受损。当然由于强声引起的听力下降往往先损伤高频听力，初期不影响我们的语言交流，因此难以察觉，后期内耳的损伤持续存在时，将出现明显的患耳听力减退及耳鸣等症状。

因此，正确佩戴耳机，耳机音量不可超过最大可调节音量的50％，同时也避免在噪声强的环境中佩戴耳机收听声音。佩戴持续时间尽量避免超过半小时，不仅能减少由佩戴耳机引起的外耳道损伤不适，更能减少对中耳、内耳的不良刺激，避免引起不可逆的听力损害，减少耳鸣出现的可能性。

（邓文瑶）

耳鸣耳聋和高血压有关系吗

高血压和感音神经性聋之间的关系各家所持看法不一，高血压引起听觉障碍报道的各家发病率也有很大的差异。只能说耳聋与高血压是有关系的，但未必是直接病因。

而耳鸣作为耳鼻喉科的临床常见症状和疾病，能够引起耳鸣的病因比较多。局部原因多由于外耳道、中耳、耳蜗以及听神经系统引起。而全身性的疾病引起的耳鸣，最多见的是高血压和动脉硬化。

为什么高血压可能与耳聋或者耳鸣相关呢？这是因为高血压病可以引起血压、血流、血液黏度等改变，引起血管痉挛、硬化、栓塞、血栓形成，血流量减少，从而影响了内耳的血液供给，造成耳蜗局部组织缺血、缺氧，耳蜗内环境的紊乱，导致听力的损失。同时，某些继发性高血压病还可以通过基因表达蛋白异常影响听力。高血压病引起的耳聋多是高频下降型听力损失，一般以 4 000 Hz、8 000 Hz 高频感音神经性聋为主。目前，这种高频感音神经性听力损失治疗困难且无法治愈。

另外，临床上很多高血压的患者也可以以耳鸣为首发症状，耳鸣多为严重程度不等的高调性耳鸣。高血压可以导致血管压力增高，若血压控制不理想，血管弹性逐渐变差，血管硬化，颈动脉和椎动脉供血不足，影响内耳微血管循环，导致微血管硬化、痉挛等，导致患者耳鸣以及听力下降出现。

总之，高血压可能会引起耳鸣，但是耳鸣不一定都是由高血压引起的，耳鸣的出现也不代表一定患有高血压。耳鸣与高血压是有关系的，高血压是诱发耳鸣耳聋的重要危险因素之一。高血压的患者一定要控制好自己的血压，规范用药和随诊，这样可以减少对听力的损害；如果高血压患者突然听力下降、耳鸣或者耳鸣加重，在内科调整控制血压的同时，还应积极并尽快到耳鼻喉科就诊。

（景江华）

耳鸣耳聋和糖尿病有关系吗

糖尿病是一种代谢性疾病，血糖升高常常引起周围及中枢神经系统的病变，遍及大动脉、小动脉、静脉、毛细血管的血管病变及视网膜病变。

得了糖尿病，身体会出现各种症状，如视力下降、心脏肾脏损害等，同时糖尿病也会导致听力下降。糖尿病耳病是糖尿病重要的慢性并发症之一，糖尿病患者听力下降比同龄人更严重，有的患者甚至会在不知不觉中丧失听力。1857 年乔丹(Jordao)报告了糖尿病合并感音神经性聋的问题，引起了人们的广泛关注，此后我国有报道统计糖尿病后听力下降发生率 33.3%。有数据显示，糖尿病患者出现听力下降的概率是没有糖尿病的人的 2 倍，糖尿病患者耳聋发病率高达 35%～50%。为什么糖尿病患者耳聋发病率这样高呢？这主要是因为糖尿病患者容易并发血管尤其是微血管病变，糖尿病性微血管病变可波及耳蜗血管，使其管腔狭窄或闭塞，而致相应区域供血障碍，从而发生缺血性改变使神经细胞受损，原发性与继发性神经病变累及神经细胞，神经纤维及听神经，大脑听区，使之发生不同程度的退变。

糖尿病引起的听觉减退的临床表现差异较大，可能与患者的年龄、病程长短、病情控制情况、有无并发症等因素有关。一般以蜗后性聋或耳蜗性聋与蜗后性聋并存的形式出现。糖尿病的耳聋多为两侧对称性，以高频听力下降为主，但也有低频下降严重的，听力下降呈缓慢进行性，也可以突然出现下降。此外可以伴有眩晕等前庭功能减退，多见于老年人。随年龄增加糖尿病患者较正常人听力下降明显，听力下降发生率高，同时，内耳的神经细胞也会随着年龄的增长而退化，但糖尿病会加速神经细胞退化的进程，导致糖尿病患者听力容易出现问题。

而耳鸣本身不是病，只是疾病传达出来的信号，常常是听力下降的一种症状。因为糖尿病患者耳聋发病率高，这个群体的耳鸣发生率也高。

所以，和高血压病患者一样，糖尿病患者一定要控制好自己的血糖，规范用药和随诊，这样可以减少对听力的损害。如果糖尿病患者突然听力下降或者出现耳鸣或者耳鸣加重，在内分泌科调整控制血糖的同时，应积极并尽快到耳鼻喉科就诊。

（景江华）

耳鸣耳聋和颈椎病有关系吗

1. 耳鸣是否与颈椎病有关联？

耳鸣是耳科非常常见的症状之一，常被患者描述为电铃声、蝉鸣声、嘶嘶声或者其他杂音。耳鸣的病因复杂，具体发病机制尚不明确。

根据病因分类：根据引起耳鸣的病因包括炎症、肿瘤、外伤、畸形、耳毒性药物中毒、老年因素、噪声暴露、心理精神因素等，常见的疾病包括中耳炎、耳硬化症、甲状腺功能异常、颈椎病、偏头痛、高血压、高血脂等。

因此，颈椎病是会导致耳鸣出现的病因之一，耳鸣与颈椎病是有着关联的。

2. 耳聋是否与颈椎病有关联？

耳聋是指听觉系统发生病变导致不同的听力损失，一般我们将这种听力损失称为耳聋。颈椎病主要有六种分型（神经根型、脊髓型、椎动脉型、交感神经型、食管压迫型、颈型颈椎病），其中椎动脉型颈椎病的患者可能会因为压迫血管神经，导致头部出现供血不足的情况，从而发生头晕、眼花、耳鸣等症状。内耳的供血主要来自双侧椎动脉聚合而成的基底动脉及其分支，因此会受到影响。颈椎病不一定是直接导致耳聋的病因，但很可能是增加耳聋风险的因素之一。

（王　晶，王　璟）

耳鸣耳聋和更年期有关系吗

更年期是每个女性都会经历的一个特殊时期，也是一个因生理发生变化比较痛苦的时期。这个时期，女性可能会被抑郁、焦虑情绪、失眠等困扰。现在认为这些症状与更年期女性雌激素水平降低、自主神经功能紊乱相关。除此之外，耳鸣以及听力下降也时常会出现。

研究发现,更年期女性发生听力损失的概率增加10%。那么为什么更年期女性耳鸣耳聋发生概率会增加呢?可能是与下列三个因素有关:内分泌、压力以及情绪因素。

(1) 内分泌因素:雌激素水平下降改变耳蜗血流,影响耳部微循环,从而引起耳鸣及听力损失。

(2) 压力因素:耳鸣通常与情绪紧张和压力有关。更年期的女性,由于职场及家庭各方面压力的增加,更容易导致耳鸣及听力下降的出现。研究表明,大多数耳鸣患者承受着不同程度的压力,且压力越大耳鸣的严重程度越高或者耳鸣持续时间越长。耳鸣和压力会形成一种恶性循环,耳鸣会引起压力,压力则造成耳鸣加重,加重的耳鸣又会引发更多压力。

(3) 情绪因素:更年期的女性因为激素水平变化易造成情绪不稳,而情绪与耳鸣密切相关。两者究竟哪个是因、哪个是果,目前尚无定论,但焦虑抑郁会引发耳鸣,耳鸣则会加重焦虑抑郁,均已得到认可。因此,对于更年期女性来说,一定要保持良好的心态,养成健康生活及锻炼习惯。

10月18日为"世界更年期关怀日",期望共同重视中老年妇女的健康。耳鸣耳聋作为更年期女性的常见症状之一也需引起重视。因此,更年期女同胞如出现耳鸣耳聋的症状,要及时到正规医院耳鼻喉科进行耳鸣、听力等相关检查,必要时进行药物治疗及干预,以免影响生活质量。希望更年期女性能够得到更多的关怀和呵护!

(王家佳,王　璟)

耳鸣耳聋和吸烟有关系吗

吸烟的危害众所周知，但人们对吸烟会导致听力损失及耳鸣，可能知道的不多。

其实吸烟者与非吸烟者相比，听力损失发生的概率可增加70%。如果您每天吸烟10支，那么您就有40%以上的可能性发生高频听力损失及以10%以上低频听力损失的可能；如果您每天吸烟11～20支，那么您就有60%以上的可能性发生高频听力损失及以20%以上低频听力损失的可能；如果您每天吸烟20支，那么您就有70%以上的可能性发生高频听力损失及以40%以上低频听力损失的可能。

长期吸烟不仅影响吸烟者的听力，同时也会危害到周围的被动吸烟者。暴露于吸烟环境中的青少年，听力损失的发生的概率是非吸烟环境中青少年的2～3倍。

除了听力损失之外，耳鸣也是很讨厌的。耳鸣是在缺乏外部声源的情况下，患者主观感觉耳内或颅内产生声响。其实耳鸣的发生机制尚不清楚，研究者们一般通过听觉通路或者中枢系统来对其发生机制进行解释。目前比较公认的一种理论就是内、外毛细胞损伤是耳鸣发生的主要因素之一，大约85%的耳鸣者有不同程度的听力损失。

噪声环境、缺血和缺氧均可能导致毛细胞的损伤。吸烟引起耳鸣耳聋的原因可能有以下几个方面：①吸烟可造成血管内皮损伤及动脉粥样硬化，引发血管管腔变窄、血管功能受损，从而使流经内耳的血流减少，进而导致听力下降，进而导致耳鸣的发生。②香烟烟雾中的一氧化碳进入人体后会与血红蛋白结合形成大量的碳氧血红蛋白，造成血中氧饱和度和氧分压下降，导致全身器官供氧不足。长期如此会造成全身组织器官的生理功能下降，耳蜗感音器官会表现为耳鸣症状加重或听力下降。③香烟里的尼古丁是烟草的重要成分，尼古丁通过干扰中枢神经系统不同部位的神经递质释放，从而影响声音信息的传递，导致听力下降以及耳鸣。④长期吸烟会刺激鼻部及咽喉部组织及免疫系统，这些综合性因素同样引起耳部炎症，引发中耳炎，继而引起耳鸣耳聋的发生。

因此，为了保护我们的听力，为了身体健康，努力戒掉吸烟习惯吧！

（王家佳）

耳鸣耳聋和饮酒有关系吗

大多数人都知道过量喝酒会导致肝损伤、高血压和体重增加，其实经常饮酒也同样对我们的耳朵健康有害，影响听力。您知道过量饮酒和听力损失之间的关系吗？在一项针对 51 名耳鸣患者的研究中发现，84％的患者报告说，由于饮酒导致耳鸣发病次数增多，持续过量饮酒可导致永久性耳鸣。

那么喝酒是怎么影响我们听觉系统的呢?

(1) 喝酒会使听觉皮层萎缩:听觉皮层是大脑中负责处理声音的部分。换句话说,它把您耳朵里的声音信号转换成您听到的单词、音乐或者其他声音。过量饮酒会使您的听觉皮层萎缩,从而限制您处理声音的能力。酒精不仅会损害听觉皮层,且它对大脑的影响是累积的,所以即使是适度饮酒,长期下来也可能会导致听力损失。

(2) 饮酒会永久性地损害听觉毛细胞:在您的内耳中有微小的毛细胞,它们将您周围环境中的声音转化为神经冲动(这些神经冲动会进入您大脑的听觉皮层进行处理)。过量饮酒时,肝脏无法代谢所有的酒精,未被代谢的酒精进入血液循环,进入内耳会损害内耳毛细胞,所以声音无法完整传送到大脑,导致听力下降。一旦毛细胞受损,就很难再生了。当然,现在国内外很多科学家们都致力于毛细胞再生方面的研究。

(3) 饮酒导致耳鸣:酒精会导致血管舒张,饮酒会短时间增加内耳的血液流动,随后内耳的血供一过性明显下降,从而导致耳鸣的产生,经常饮酒过量会导致永久性耳鸣。

(4) 饮酒导致"鸡尾酒性耳聋"(Cocktail Deafness):听力康复专业人士创造了一个术语"鸡尾酒性耳聋",用来描述在嘈杂的酒吧或夜总会喝酒时可能发生的噪声性听力损失。酒吧中大声的音乐、在音乐中大声说话、过量饮酒、吸入二手烟都会导致听力下降和耳鸣。一般"鸡尾酒性耳聋"的影响通常是暂时的,1 天左右就会消失,但经常长时间暴露在这些环境中会永久性地损害听力。

(5) 酒精会对人体的咽喉部、口腔部的黏膜造成一定的刺激,饮酒的人也可致咽鼓管出现炎症。如果患者长期处在炎症状态,耳鸣、耳聋等症状也可能会相继出现。

耳朵,是我们聆听世界的一扇窗。为了保护我们听力,戒掉过量饮酒习惯吧!

(王家佳)

耳鸣耳聋和喝咖啡有关系吗

耳鸣是在缺乏外部声源的情况下,患者主观感觉耳内或颅内产生声响,可为嗡嗡声、蝉鸣声;耳聋则是听觉系统中传音、感音通路出现损伤,或者听神经和各级中枢发生病变,引起听觉功能障碍,产生不同程度的听力减退。据统计,全世界超过 10%~15%的人口患有耳鸣,有近 10 亿人正遭受耳鸣的困扰。随着生活环境和生活方式的改变,耳鸣耳聋的发生率有逐年增加的趋势,耳鸣耳聋已经严重影响人们生活质量。

近年来,膳食和耳鸣耳聋的相关性备受关注。咖啡是世界上饮用最广泛的功能性饮料之一,咖啡的主要成分为咖啡因、绿原酸、葫芦巴碱、镁、纤维等,目前研究发现咖啡的多种成分对听觉传导通路存在不同类型的影响。

咖啡在中国也渐渐从小众走向大众,成为广受国人欢迎的饮品。那么喜欢喝咖啡与耳鸣耳聋是否存在相关性,对听力有负面作用吗？咖啡是听力的风险因素还是保护性因素？这个问题也逐渐得到关注，研究者也对此开展了一系列研究。

2014 年，国外学者发表了一项长达 18 年的大样本前瞻性研究，结果提示咖啡因摄入量和耳鸣的发病率之间存在显著的负性相关(也就是说咖啡因是保护因素。)。此外，研究还发现，每天喝 3～4 杯咖啡的参试者耳鸣发病率可降低 15%，而每天喝 4 杯以上咖啡的参试者耳鸣发病率降低了 20%。其他的学者也证实了这一结论：摄入咖啡不仅有助于持续性耳鸣的减少，也能减少瞬态耳鸣的发生。大规模的流行病学检查调查结果均提示咖啡有助于降低耳鸣风险。

但是也有部分研究提示咖啡可能会加重部分患者耳鸣的情况。他们推测咖啡会影响血液循环系统，当供应听觉器官的血管收缩而引起供血不足时，则可能加重耳鸣症状，甚至引起耳聋。

由于咖啡成分复杂，要认识咖啡与耳鸣耳聋的相关性还需要大量系统而深入的研究，且可能因不同咖啡种类，不同浓度甚至冲饮方式以及个体差异产生不同的作用结果。

（王家佳）

耳鸣耳聋和失眠有关系吗

失眠指患者睡眠时间和质量不足，表现为难以进入或维持睡眠，并于白天产生明显的症状，包括疲倦烦困、反应迟钝、难以集中注意力甚至情绪障碍等,从而影响患者的社会生活功能。很多失眠症的患者同时伴发了耳鸣症状。而耳鸣是指在无外界声源刺激下而感知到的耳内异常鸣响。耳鸣的严重程度与患者的睡眠障碍密切相关,改善耳鸣的程度可以改善患者的睡眠质量。目前的研究提示耳鸣通常伴随着听觉通路的病变,大部分耳鸣患者会有听力下降或者隐性听力下降。

那么耳鸣和失眠到底是什么关系,二者何为因何为果,还是某一疾病的共同临床表现呢?目前的观点主要有四种:①耳鸣和失眠二者互不相关,但彼此相互影响甚至恶化。②耳鸣和失眠是某一疾病状态的前后不同表现,二者谁先谁后出现皆有可能。③耳鸣引起严重的情绪障碍,进而引起失眠,失眠进一步加重耳鸣的症状,二者相互恶化。④失眠引起的神经功能紊乱可导致耳鸣的发生,耳鸣症状引起的情绪反应亦可反作用于睡眠,引起失眠的进一步加重。

神经生理学认为,我们大脑颞叶的听觉中枢与边缘系统以及自主神经系统相互影响。边缘系统主要由海马结构、海马旁回、扣带回及杏仁核等组成,同时与大脑皮层、脑干和丘脑等存在着广泛的联系,在间脑、中脑及大脑皮层之间起着重要的沟通作用,而睡眠中枢主要位于脑干与下丘脑。自主神经系统主要分为交感神经系统和副交感神经系统,属于外周神经系统,支配和调节我们机体各器官和血管的活动,还参与调节我们的体温、睡眠和血压等。正是因为听觉系统与边缘系统以及自主神经系统相互联系,耳鸣时容易出现焦虑、抑郁等负面情绪,并且也会影响睡眠状态。

当外周听觉器官受损导致电信号输入减少时，听觉皮层及以下听觉中枢系统声音诱发活动却出现异常增加，我们称之为“中枢增益效应”，作为听觉信号的最后接收器，听觉皮层异常兴奋可以导致耳鸣的出现。此外，当我们出现焦虑、抑郁或失眠时，在边缘系统以及自主神经系统的影响下，大脑也会产生异常的神经电活动，中枢对异常输入信号的刺激可产生适应性变化，可促使中枢神经系统结构和功能的重塑，导致中枢神经功能的异常兴奋，如果听觉皮层异常兴奋，耳鸣也就出现了。这可能是我们的情绪及睡眠障碍与耳鸣产生之间的关系，出现焦虑、抑郁等负面情绪，或者睡眠状态受到影响时，容易出现耳鸣或者耳鸣加重。

此外，也有观点认为耳鸣、负性情绪与失眠三者彼此影响，这与大脑中枢以及内耳的血供有一定的关系。

失眠与耳鸣的发生是相互影响、互为因果的过程，而耳鸣的产生又与听觉系统的病变息息相关。因此，治疗耳鸣，关注患者听觉系统是否异常的同时还应关注是否还存在睡眠障碍等情况，耳鸣的综合治疗将比单一的耳鸣治疗措施更全面有效。

（邓文瑶）

耳鸣和精神心理因素有关系吗

耳鸣的影响因素众多，我们在临床上可以遇见各种各样被耳鸣困扰的患者。①一些患者的耳鸣症状虽然持续存在，但是工作生活基本未被耳鸣影响，其寻求医疗帮助的原因大多出于想知道耳鸣出现的原因，进一步明确是否有耳内病变的存在以及是否需要进一步干预。②还有一些患者的耳鸣分散了其对外界信息的注意力，造成了一定的工作和生活困扰，并伴发了焦虑、抑郁等负性情绪，而长期的负性情绪又导致耳鸣的进一步加剧，二者形成了“耳鸣—负性情绪—耳鸣增强”的恶性循环，这部分耳鸣患者在寻求减轻耳鸣症状的医疗干预的同时，其实也是其不良精神心理状态的一个诉求。③还有一些患者在耳鸣出现之前，已有不良心境情绪，耳鸣的出现更像是负性情绪积累的结果，是不良精神心理因素未得到合理排解造成的影响。

精神心理障碍包括抑郁、焦虑等状态，常由工作生活中所遭受的创伤及应激引起。抑郁状态表现为长时间的情绪低下、悲观消极、注意力及意志减退等。焦虑是不明原因的恐惧和紧张，并伴有自主神经功能异常，如血压升高、心率增快等。重度焦虑和抑郁是自杀意念的决定性因素。精神心理障碍还可以导致严重的睡眠障碍，可表现为患者的睡眠时间和质量不足，引起疲倦乏力、精力不足、烦躁难安，可进一步影响社会生活功能。

现有研究表明，焦虑、抑郁等不良情绪的出现会提高耳鸣发生的风险。这可能是因为人体在紧张状态下激素水平的变化可引起一系列的细胞内外生物化学反应，会造成内耳的临界性损伤，导致出现大脑神经突触可塑性的调整变化，引起大脑皮层的兴奋性增高，而异常兴奋的神经电信号被大脑感知时则产生耳鸣。

耳鸣发生时,患者自觉的耳内持续存在的声音时刻影响着患者注意力,尤其以安静环境下更加明显,造成耳鸣患者的心理负担加剧,影响患者的工作生活,也影响睡眠休息,可进一步造成不良的精神心理状态。一部分患者的耳鸣症状可随着焦虑、抑郁等精神心理不适状态的缓解而出现明显的减轻甚至消失;而另一部分患者由于自身存在严重的心理不适症状,再加上耳鸣的持续存在,将可能出现原有的心理障碍进一步加重的情况,心理状况的恶化将可能进一步加重耳鸣,从而造成了恶性循环。

因此,耳鸣和精神心理因素息息相关,二者常出现于同一患者中并相互影响。引起耳鸣及精神心理变化的相关因素复杂多样,某一因素引起的耳鸣或可造成一定程度的情绪障碍,反之亦然,情绪障碍也容易出现耳鸣。同样地,对精神心理状态的正确评估和合理处理可以为耳鸣的缓解提供一定的帮助,而耳鸣的减轻也对缓和焦虑、抑郁等不良精神心理状态有所裨益,从而可使二者的治疗实现一个良性循环。

(邓文瑶)

耳鸣是如何产生的

耳鸣的发生机制未完全阐明,欧洲耳鸣指南指出:耳鸣主要由听觉系统中的异常活动引起,但是具有多种诱因;中国耳鸣专家共识会议则表示:特发性耳鸣是由多因素造成的,外周或中枢神经系统(不一定是听觉系统)都可能参与耳鸣的发病。

也就是说,大部分耳鸣的发生与听力下降相关,耳鸣发生的主要机制很可能是对声剥夺的一种神经重塑,这方面近年最主要的进展是 Jastreboff PJ 创立的耳鸣生理学模式,将耳鸣产生分成四步:①产生耳鸣,也就是异常神经活动出现。②察觉耳鸣,也就是异常神经活动被发现。③感知和评估,如果大脑中枢评估结果为异常活动是有害因素,则出现具有临床意义的耳鸣。④持续激活与听觉无关的大脑区域,例如边缘和自主神经系统,成为恼人的耳鸣。

1. 产生——“正常”人群

听力损失(常规听力检查结果异常)或者隐性听力损失(常规听力检查结果正常)→外周听觉系统的神经活动下降→抑制性皮层下调→中枢听觉系统异常神经活动“耳鸣”(自发放电频率升高,同时伴随着神经同步性增加),进行补偿。简单来说,如果听力下降,耳朵传上去的声音就少了,大脑被迫补偿了一些声音,耳鸣出现。打个比方,耳朵的家里家务活干不过来,幸运的是出现了一个田螺姑娘(一点点耳鸣),帮着干活,但是因为田螺姑娘是偷偷帮忙,感觉不到。

现象1:耳鸣不一定出现常规听力检查可定性的听力下降(也可以是隐性听力损失),耳鸣不一定有听力下降(也可以是与听力下降无关的耳鸣),有听力下降的人不一定有耳鸣产生(对一点点的耳鸣不明显或者不敏感)。

2. 察觉——耳鸣人群

中枢听觉系统的补偿的“声音”(就是耳鸣)增加又增加后,

激活感知网络，增强感知，这种外界环境中没有声源存在的“声音”慢慢被感知了——耳鸣感知。耳朵的家里家务活越来越多，田螺姑娘干不过来了，这时必须请钟点工阿姨(耳鸣越来越多了)，可以察觉到阿姨来了家里。

现象2：耳鸣不一定令人不适，只有6%～20%的耳鸣患者认为耳鸣恼人。

3. 感知和评估——耳鸣患者

这个阶段耳鸣人群的皮层或皮层下中枢会对中枢听觉系统补偿的“声音”进行感知与评估，如果觉得不太讨厌，则耳鸣对生活影响不大，还是耳鸣人群；如果觉得很讨厌，不能忽视，就会激活非特定的窘迫网络，造成对患者的困扰，称为具有临床意义的耳鸣，耳鸣人群成为耳鸣患者。就像对钟点工阿姨(耳鸣)进行评价，觉得是个好阿姨，对生活影响不大；觉得阿姨一点也不好，会寻求帮助，希望这位阿姨在家里消失(希望耳鸣在脑内消失)。

4. 持续激活——痛苦的耳鸣患者

一部分异常的耳鸣信息通过边缘系统(情绪)和自主神经系统(烦恼)反复强化耳鸣，从而产生一个使耳鸣信号不断强化的恶性循环链，此时耳鸣的发作会触发痛苦的感觉，反复循环会导致“恼人耳鸣”，这种情况就是痛苦的耳鸣患者，出现失眠、情绪障碍、感觉痛苦，严重者影响其生活质量和(或)健康功能状态；同时记忆网络海马(记忆)会被激活，大脑补偿的声音被皮层记忆中枢记录，成为皮层的“正常”活动之一，就像钟点工阿姨忙不过来了，被迫请住家阿姨了(耳鸣持续存在)，但是住家阿姨的出现本意还是帮忙，虽然对生活有干扰，慢慢放宽心态，互相适应，最终还是可以接受的。

虽然迄今尚未得到能够解释所有不同病因造成的耳鸣的共同的病理生理机制，但是根据 Jastreboff PJ 创立的耳鸣生理学模式建立的耳鸣习服治疗(tinnitus retraining therapy, TRT)可以通过声治疗和指导性咨询，改变与产生耳鸣有关的中枢神经网络的可塑性，从而达到对耳鸣的习惯。

现象 3：虽然患者成为痛苦的耳鸣患者，此时会积极寻求治疗和干预策略以减轻耳鸣。虽然耳鸣很难完全消失，但是经积极综合治疗，基本会减轻，最终适应耳鸣的存在。

（吴拥真）

耳鸣为什么不容易彻底消失

有些容易找到病因的耳鸣是可以彻底消失的，比如外耳道异物导致的耳鸣，当异物取出后耳鸣就会很快消失了；又比如因为熬夜耳鸣刚刚出现，检查听力也是完全正常的，有可能好好休息一周，耳鸣就消失了。

但是如果是特发性耳鸣，耳鸣就不容易彻底消失了。

什么是特发性耳鸣呢？是临床上一类原因不明的主观性耳鸣，即通过目前的检查手段（包括耳部和全身的体格检查、听力学检查、影像学检查以及实验室检查等）均未发现明显异常，或异常检查结果与耳鸣之间缺少明确的因果关系。这类耳鸣其实本质上很可能是对声剥夺的一种神经重塑。目前临床上许多重复就诊于不同医院、不同医生的耳鸣，或者很多被诊断为神经性耳鸣的就属于这一类。

为什么这类耳鸣不容易彻底消失呢？因为产生这类耳鸣的神经电信号是大脑直接“制造”的。这类神经电信号正常情况下也是存在于大脑的，是听觉产生的基础：没有声音时（比如安静时或睡觉前），这些神经信号处于基线，类似平静的大海海面；当声音出现时（比如对话、音乐），信号会根据耳部传递而来的声音，出现相应变化改变基线状态，类似出现了海浪，大脑就可以区分出安静环境和声音出现。

但是在异常情况下，比如各种各样的原因造成听力下降（传入大脑的声音信号减少）或者听功能减退（传入大脑的声音质量下降）时，传入大脑的耳部声音产生的神经信号会减弱，也就是基线下降了。这时作为补偿，大脑被迫将更多的能量用于检测这些信号（自发放电频率升高，并伴随着神经同步性增加），就像你如果听不清的时候去调大手机或电视的音量以获得更清晰的信号一样。这种异常情况下的中枢听觉的系统状态会影响到之前的基线水平，在外界环境安静时也会有浪花，不再是之前平静的大海海面，这是因为基线水平上调了，也就是说背景的神经活动量增加了。

大脑背景声音信号基线提高是为了帮助更好地处理微弱的听觉声音传入，但是它同时也改变了沉默基线，大海在安静时也不再宁静，会有浪花出现，于是，即使没有声音传入，你也不会觉得安静了，会一直有特发性耳鸣出现，此时生活有可能不再一直安静，耳鸣不能彻底消失了。

但是这类耳鸣的存在只是表明你的大脑在不断的分析周围的环境，你的大脑只是希望能够帮助你听清楚周围的声音，即使它开始无法过滤自己内部的噪声。这其实是很正常很普遍的神经自主放电的结果，就像是大脑在自言自语，不算病理性耳鸣。因为一旦外界有声音出现，并且刺激到听觉神经，大脑神经放电就会自然从无序状态投入工作状态，浪花可以快速变成海浪，继续分辨出声音的存在，帮助我们欣赏音乐、与人沟通。这就像音箱和麦克风，没有麦克风输入的时候，能听到音箱嗡嗡的噪声，麦克风信号输入后就是麦克风的声音了。

对于这类大脑直接“制造”的耳鸣神经电信号，如果你越关注耳鸣，越期望耳鸣尽快消失或者缓解，大脑就越容易投入更多神经资源来一起制造这个浪花声音让你听到。因为其实外界环境其实真的没有声音听不到声音，只好无风起浪了，这样耳鸣就更严重了；如果你的注意力不在这个浪花声音上而是别的事情上，就可能听不到了这种耳鸣声或者耳鸣声下降了，因为那并不是外界声源传入的声音，而是一种神经的重塑。所以医生会告诉耳鸣者不要去注意耳鸣的存在，要尽量和耳鸣和平相处。

特发性耳鸣的治疗目标是缓解耳鸣的伴随症状和情绪问题，而不是耳鸣的彻底消失。

（吴拥真）

耳鸣耳聋的临床表现

耳聋的典型症状有哪些

人类可听到的声音频率范围在 20 Hz 至 20 KHz,而言语频率范围在 0.5～3 kHz 为主。临床上医生常以 0.5～2 kHz 的平均听阈进行分级:听觉语言频率平均值小于 25 dB 为正常听力;小于 45 dB 为实用听力。当听觉系统中传音、感音及其听觉传导通路中的听神经和各级中枢发生病变,引起听功能障碍,产生不同程度的听力减退,统称为耳聋。简单说,听觉通道(外耳中耳——传音),声电转化(内耳——感音),声音转换后电信号传输(听神经),感知(听觉中枢),听觉的四个部分任何一个环节出问题,听力就可能会下降。

一般认为语言频率平均听阈在 26 dB 以上时称之为听力减退或听力障碍。按照听力下降的程度,目前临床上多以语言频率(500 Hz、1 000 Hz、2 000 Hz)这三个频率的平均听阈为准,将耳聋分为 4 级,①轻度耳聋:听低音谈话时感到困难,平均听阈在 26～40 dB;②中度耳聋:听近距离谈话有困难,平均听阈在 41～60 dB;③重度耳聋:仅可闻及耳旁大声呼喊,听阈在 61～80 dB;④极重度聋或者全聋:听不到任何声音,连耳边的大声呼喊也不能听清,平均听阈超过 81 dB。

耳聋按出现的时间可分为先天性聋和后天性聋。

按病变的发生部位分为感音神经性聋、传导性聋和混合性聋。①感音神经性聋指内耳耳蜗部位(也称为感音性聋)、听神经(也称为神经性聋)、大脑听觉中枢(也称为中枢性聋)发生病变。比如耳蜗毛细胞数量减少不能充分将声信号转化成电信号;听神经受压迫电信号传输受影响;听觉中枢的大脑皮层因为脑卒中、脑外伤受损感觉不到传上来的电信号。感音性聋包括老年性聋、药物性聋、噪声性聋、梅尼埃病、特发性突聋、先天性内耳畸形(如前庭导水管扩大综合征)等。神经性耳聋是指听神经等神经系统受损引起的耳聋,比如听神经瘤、听神经病等。②传导性耳聋是外耳与中耳部位发生病变,声音不能完全传进去。外耳道、鼓膜、听骨链、鼓室等受到影响会引起传导性耳聋,包括外耳道闭锁、耵聍(俗称耳屎)堵住外耳道、鼓膜穿孔、听骨链中断、分泌性中耳炎、耳硬化症等。③混合性耳聋是耳的传音部分和感音部分均有病变。比如耳硬化症可以同时损伤听骨链和耳蜗;中耳炎反复发作,除了中耳损伤,毒素也可以损伤内耳。

整体而言,各种不同原因不同程度耳聋的症状不一,除了听力下降、耳鸣的表现外,还会有耳部流脓、耳痛、眩晕、耳闷、平衡功能障碍等表现。如果是先天性聋还会有语言功能障碍,此外还会有注意力下降、认知能力下降等表现。

(景江华)

耳聋发作时为什么会感到眩晕

“医生,昨天晚上我的左耳突然听不见了,当时感觉天旋地转,我都不敢睁开眼睛,站也站不稳,幸亏家属在旁边扶着我,不然要摔跤了。”一位70多岁的老阿姨继续说道,“岁数大了,聋就聋了,怎么还晕啊,这要我老命了。”

其实,我们的耳朵不仅有大家熟知的听觉功能,还有平衡的功能。人的耳朵分为外耳、中耳和内耳,内耳又叫迷路,分为前庭器官和耳蜗两部分,前庭器官又分为三个半规管、椭圆囊和球囊。当头部进行旋转、加速、减速等运动时,内耳中的淋巴液就会随之发生流动,此时球囊、椭圆囊和半规管里的位置感受器会感知到头部位置,可以帮助我们维持身体平衡。耳蜗和前庭器官离得很近,它们的血供均来自从基底动脉或者小脑前下动脉分出的迷路动脉。所以迷路及以上血管出现痉挛或者栓塞甚至出血时就可能会出现耳聋和眩晕。

耳聋发作出现眩晕的原因较多,可能是一种疾病的两个症状,例如梅尼埃病、突发性耳聋等;也有可能由两种疾病导致,例如突发性耳聋并发良性阵发性位置性眩晕、突发性耳聋并发前庭性偏头痛等。下面我们各举一个常见的例子来详细说明耳聋发作时伴发眩晕的可能原因。

1. 梅尼埃病(一种疾病两个症状)

梅尼埃病对于很多人来说并不陌生,因为它是一个发病率相对较高的耳源性眩晕疾病。它最早由法国医生提出，最后以这个医生的名字命名，所以梅尼埃病是一个音译的名字。梅尼埃病发作的时候会有波动性、感音神经性听力下降，伴有眩晕发作，通常持续时间为 20 min 到 12 h，还会有自主神经功能紊乱（恶心、呕吐等）和平衡功能障碍等症状。梅尼埃病的确切病因和发病机制目前仍不明确，主要的病理变化为内耳膜迷路内淋巴液产生过多或吸收障碍所致的膜迷路积水，病变可涉及内耳的各个结构，如椭圆囊、球囊、半规管（前庭器官、管平衡）和耳蜗（管听力）。主要还是因为这些解剖结构离得近，使得梅尼埃病患者发病时既会有听力减退，也会伴有眩晕发作。

2. 突发性耳聋并发良性阵发性位置性眩晕（由两种疾病导致）

良性阵发性位置性眩晕就是常说的耳石症，是指当头部运动到某一特定的位置时能诱发出短暂的眩晕，是一种比较常见的自限性前庭外周性疾病。耳石症无确切病因，研究认为与内耳供血不足、雌激素水平下降、老年、头部外伤、耳科手术、突发性耳聋、高血压、糖尿病等疾病相关。突发性耳聋并发耳石症的原因可能是突发性耳聋的患者内耳供血不足或者病毒感染，累及前庭器官，导致球囊或者椭圆囊的耳石膜发生退化，耳石代谢异常发生脱落，从而诱发耳石症。

（周玉娟）

耳聋和病毒感染有关吗

耳聋发生的一个可能原因就是感染，按病原微生物种类分为细菌性、病毒性、立克次氏体等，而病毒感染见于以下不同的类型。

(1) 风疹病毒感染所致的耳聋：如果风疹病毒感染发生在妊娠 3 个月内，新生儿听力障碍的发生率高达 68%；感染发生在妊娠 4～6 个月，发病率也近 40%。风疹病毒经胎盘侵犯胎儿内耳的内淋巴系统，引起膜迷路退行性变，造成胎儿双耳重度感音神经性聋。

(2) 腮腺炎病毒引起的呼吸道传染病，是儿童时期发病的后天性聋的重要原因。腮腺炎病毒导致的耳聋进展快，可以在流行性腮腺炎发病之后的早期、中期、晚期出现；也有部分患儿腮腺没有肿大，而听力快速下降。腮腺炎病毒导致的耳聋较常见的是单侧永久性重度感音神经性聋，很少有耳鸣。发病时有时会伴有眩晕、恶心、呕吐；但是无头晕的腮腺炎儿童发病，因为经常是单耳，容易被忽略，需要及时关注。

(3) 麻疹病毒感染致聋约占后天聋的 10%，麻疹病毒耳聋为病毒经血液或脑脊液进入内耳，常为双侧聋，轻重程度不一，轻的表现为高频听力下降；重的全聋，影响语言交流。

(4) 感冒病毒包括疱疹病毒、水痘病毒、副流感病毒、鼻病毒都可能造成耳聋。如流感病毒可引起大疱性鼓膜炎、中耳炎造成传导性聋;也可使内耳及听神经充血渗出出血等导致感音神经性聋,耳聋程度轻重不一。

总之,许多病毒感染都会导致听力下降,孕妇或者儿童病毒感染以及发热时不要忽视对听力的关注与检查。

(景江华)

为什么能听到声音,听不懂讲话

提起耳聋,大家多数都能理解:对方听力下降了,跟他说话要大点声。“听不见”这个群体数目庞大,容易被大家所理解所包容。其实呢,还有一个小众群体,他们“听得到”,但“听不懂”,生活中常常被打上“揣着明白装糊涂”的标签,苦不堪言,有理说不清。如果你或者你遇到了这样的一个人,一定要去耳鼻喉科做一下听力检查……

首先,听得到声音但辨不出语意很可能是一种特殊的耳聋,叫作听神经病。多数发生在婴幼儿和青少年,主要为不明原因的双耳或单耳听力下降,尤其是不能辨别对方的言语内容。该现象在嘈杂的环境中尤为突出,可伴有耳鸣。这些人出生时听力筛查通过,影像学一般也没有明显的病变。

如果把传导性耳聋比喻成声音的通路出问题了,感音神经性聋比喻成电话机关键部件或者电话线坏了。那么,听神经病就相当于电话线信号不好了,打电话的时候听得到吱吱啦啦的声音,但是串不成句子理解不了意思。临床上听力检查特点主要表现如下,①纯音测听(评估是否听得见):轻至中度的听力下降。②声导抗:在中耳正常时为A型。③言语识别率(评估能否听得懂):很低,与患者的纯音测听程度不成比例。④听性脑干电位ABR(评估听神经同步化):引不出或者严重异常。⑤耳声发射OAE(评估内耳毛细胞):正常。⑥耳蜗电图微音器电位(评估内耳毛细胞):正常。⑦脑部CT和MRI无异常发现。

听神经病的发生与遗传因素和环境因素有关,目前已发现20余种与听神经病相关的基因,遗传方式包括常染色体显性、常染色体隐性、X染色体和线粒体遗传,可有家族史,兄弟姐妹同时患病或者有其他外周神经病史。针对基因测序有助于分析病因,但尚无特效的治疗。环境因素包括新生儿高胆红素血症、早产、缺氧窒息、免疫性疾病等。其中,新生儿高胆红素血症是诱发新生儿听神经病的首要危险因素。

目前该病尚无特效的治疗方案,助听器和人工耳蜗植入的疗效因病变部位的不同,存在个体差异。确切病变部位不明,使得该病的助听干预手段也存在一定的争议。为预防听神经病,鼓励耳聋基因筛查,明确是否携带相关致病基因以指导婚育,同时应避免一些听神经病的高危致病因素,如新生儿高胆红素血症、缺氧、感染等。此外,针对低龄儿童,家长基于早发现、早诊断、早干预的原则,在病情进展加重前,不要错失孩子言语发育的关键时期,造成听不懂也讲不出的严重后果。

其次,听得到声音但辨不出语意也可能是高频区域甚至语频区域听力下降的一种临床表现,比如有些严重突发性耳聋的患者经过救治，低频区 125 Hz、250 Hz 可以听得到声音，但是 1 kHz、2 kHz、4 kHz、8 kHz 听不到声音，此时也会有听得见听不清的现象。

总之，出现了“听得到”，但“听不懂”需要及时去耳鼻喉科就诊。

（丁晨茹）

为什么有些耳聋反复发作

有些耳聋会反复发作，那么有哪些耳聋会反复发作、造成的原因又是哪些呢？常见的如分泌性中耳炎、感音神经性聋梅尼埃病、突发性耳聋。

(1) 分泌性中耳炎是以中耳积液及听力下降为主要特征的中耳非化脓性炎性疾病。小儿的发病率较高，是小儿常见的听力下降的原因。各种原因引起的咽鼓管功能不良等造成中耳积液，导致传导性耳聋。而听力的波动，可能与中耳内积液量的变化有关，中耳积液消失时，听力可以恢复正常。我们应该积极预防和治疗小儿分泌性中耳炎，鼻及鼻窦疾病的治疗不容忽视。此外头位改变时听力有改变，听力损失多以低频为主。但是如果有细菌及毒素进入内耳使毛细胞受损，也可发生感音神经性聋，此时听力就不一定能够完全恢复了。

(2) 梅尼埃病是一种病因不明的以膜迷路积水为特征的内

耳病,早期为低频下降型感音神经性聋,听力反复波动;当膜迷路水肿加重,内淋巴压力明显升高,是为发作期,发作期时听力下降;间歇期缓解眩晕症状改善,听力也可以部分或完全恢复;但是随着病情的发展,听力损失逐渐加重,间歇期听力也无缓解。

(3) 突发性聋中的低频下降型耳聋,其内耳供血障碍,以膜迷路积水造成听力下降,给予药物治疗后,病情大部分可得到缓解,有一定的自愈性;但是同时也有一定的复发性,出现耳聋反复发作。

(4) 自身免疫性内耳病的发病机制目前尚不清楚,常伴有自身免疫性疾病,内耳并非免疫豁免器官,具有免疫应答免疫防御免疫调节能力,所以自身免疫损害可以累及耳蜗,影响内耳功能。也是有不同程度的膜迷路积水,神经细胞变性等改变,会有耳聋反复发作。

总之,耳聋反复发作的病因不同,治疗方法也不同,预后也就不同。

(景江华)

耳鸣细分症状有哪些

耳鸣是指在没有外部声源的情况下产生的一种或多种声音的感知,简单来说,耳鸣者有声感,无声源。耳鸣也是耳科临床非常常见的症状之一。通常情况下,我们的耳朵在受到外力撞击后也可听到鸣叫声,但不会持续存在,这种属于生理性耳鸣。持续存在且影响生活的被称为病理性耳鸣。

在介绍耳鸣症状之前,先区分耳鸣与幻听:幻听者常常描述为一种有具体内容的有意义的感觉,比如说话声、哭笑声、咒骂声等,幻听患者在其意识清醒时出现的幻听,内容往往使人不愉快,有命令有议论,患者受幻听影响,多见于精神分裂症及癫痫患者。而耳鸣不同,耳鸣通常是无具体内容的耳内或耳部声响。

耳鸣的表现是各种各样的:耳鸣可以是单一音调或是多种音调混合,比如低频的嗡嗡声、蝉鸣音、尖锐声、铃声、呼呼声、嘶嘶声、哨声、汽笛声、咔嗒声等,耳鸣声音类型可以是变化的,也可持续不变。耳鸣声可以持续或是间歇性,间歇发作或仅在夜间或很安静的环境下出现;持续性耳鸣在任何环境下都可以感知到。耳鸣声可以是单侧、双侧或者是仅颅内闻及。

耳鸣患者在就诊时需详细描述:①自身的耳鸣症状:包括耳鸣发生的时间;部位和侧别(是单侧、双侧);声音特点(是高调、中调、还是低调,具体描述,是否搏动性,是否与心跳呼吸有关);是否持续,有无变化,是白天有,还是晚上有,还是白天晚上都有。②治疗过程,现状:与环境声相比响度如何,是只在安静的环境中有耳鸣,还是在嘈杂环境下也有;响度是否会变回正常。③对情绪、生活、工作的影响:耳鸣的严重程度是否会干扰日常生活,比如睡眠、工作、认知等。④加重和缓解因素:耳鸣能否通过张口、动头、转颈、体力活动等进行调节;是否受体位、睡眠、压力的影响。⑤可能的病因：比如有无外伤、噪声损伤、耳毒性药物服用情况等因素；是否更年期。⑥其他的耳部症状：比如听力下降、眩晕等。⑦平常如何控制耳鸣，如听音乐、散步。⑧父母兄弟姐妹有无类似情况及相关病史，有无偏头痛病史，有无梅尼埃病史等。⑨基础疾病：有无高血压、糖尿病、颈椎病、甲减、甲亢等。耳鸣是许多全身疾病及局部疾病的一种症状，影响因素极多，了解病史是耳鸣诊断的关键，也是耳鸣治疗的基础。

（余　菁）

耳鸣的常见伴随症状有哪些

耳鸣常见的伴随症状主要有听力下降、耳闷胀感、眩晕、精神心理症状等。

1. 听力下降

虽说“久鸣必聋”这一观点是错误的，但是耳鸣患者中有2/3的人伴有听力减退，这是因为部分耳鸣患者累及到了听觉系统。伴有听力下降的耳鸣患者不仅有耳朵响，还会抱怨自己听不清，双耳听到的声音响度不一致，在面对面交流时会要求对方重复或提高音量，同时自身音量也会不由自主地提高，同时听力下降的患者在长时间交流过程中更容易注意力不集中。当怀疑有听力下降时，应尽早至医院做一些有关听觉功能检查，来明确是否存在听力下降,是传导性、感音性、还是混合性听力下降,有助于及时诊疗。

2. 耳闷

又称耳内闭塞感,部分患者会描述成耳朵像被一团棉花堵住了,是一种闷堵感,正常人在坐飞机后也常会有耳闷的感觉。耳闷和耳鸣都属于患者的主观感觉,耳闷的原因同样可以在外耳、中耳或内耳,当耳鸣患者同时伴有耳闷时,应及时就诊,明确病因,并针对治疗。

3. 眩晕

这里所说的眩晕不是头晕,头晕是感觉头重脚轻、晕晕沉沉,而眩晕患者会感觉自身或周围环境在旋转、翻滚,很多还伴有恶心呕吐。对于耳鸣患者来说,眩晕与耳鸣并没有必然的联系,耳鸣患者不一定有眩晕,眩晕患者也不一定有耳鸣。但是主管平衡的前庭器官和主管听觉的耳蜗均位于人体的内耳,前庭器官和耳蜗邻近,两者同时病变造成眩晕和耳鸣共存的情况也不少见。临床上遇到很多患者同时有眩晕和耳鸣,来就诊时他们常常会自我诊断为梅尼埃病,但同时有眩晕及耳鸣的疾病并不止梅尼埃病一种,耳鸣者如遇到眩晕发作的情况,应尽快去专科门诊,完善前庭功能评估。

4. 精神、心理症状

因部分耳鸣难以明确病因或原发病难以治愈,耳鸣常迁延不愈,呈慢性耳鸣,故非听觉问题也是耳鸣的常见伴随症状。常见的有难以入睡、失眠、注意力下降、记忆力减退、疑虑、恐惧、焦虑、担心、悲观、情绪波动、情绪低落等一系列不良心理反应。这些非听觉问题严重影响了耳鸣患者的生活质量,所以重视非听觉问题也是耳鸣诊治中的一个重要方面。

（余　菁）

需要了解哪些耳鸣耳聋患者的既往史

耳聋发生后,医生常常会问及一些我们不关注的问题,而这些问题常常隐藏了我们发病的原因和影响因素。有哪些既往史需要我们关注呢?

① 外伤史:直接外力或间接外力,如挖耳史、小虫飞入、掌击、车祸、坠落、各种头部撞击引起颅脑损伤波及中耳内耳等。

② 家族史:耳聋有遗传性和非遗传性耳聋。需要询问是否有遗传家族史? 直系亲属是否有耳聋?

③ 出生史:母亲妊娠期是否有某些感染性疾病、药物、中毒、外伤等因素引起先天性耳聋可能,如风疹病毒、巨细胞病毒、梅毒等感染,耳毒性药物使用等。

④ 药物史:某些药物对听觉感受器或听神经有毒性作用,或者长期接触某些化学物质,这些对听觉系统有毒的药物和化学物质超过一定的累计剂量,就会引起内耳听觉系统中毒从而导致听力损伤。常见的耳毒性药物或者化学物质有氨基糖苷类抗生素比如链霉素、卡那霉素、新霉素、庆大霉素等,抗疟药奎宁、卡伯,抗肿瘤制剂长春新碱,水杨酸盐类的止痛药,重金属制剂,

化学物质铅、磷、砷、苯,酒精,烟草等。

⑤ 感染史:许多致病性微生物的感染,如病毒、细菌、真菌、螺旋体、衣原体、支原体等,可以直接或间接的引起内耳损伤,导致双耳或单耳程度不等的感音神经性聋。其中以病毒和细菌感染常见,在先天性聋中,至少有 10%是由性病毒或者细菌感染引起的。常见的有腮腺炎病毒、麻疹病毒、水痘病毒、带状疱疹病毒、传染性单核细胞增多症、细菌性脑膜炎、梅毒、呼吸道疾病的肺炎支原体等。

⑥ 全身其他系统或器官的慢性疾病史:甲状腺功能减退、肾脏疾病、糖尿病、高血压、高脂血症等。

除了上述原因,还有突发的原因不明的听力下降,不过可能会有劳累、着凉、情绪激动、压力大或者睡眠差等诱因。

（景江华）

应该如何向医生描述自己的耳鸣耳聋病史

我们如何向医生描述自己的问题和想解决的问题呢?比如耳鸣耳聋发生时,我们需要怎样快速简洁地说清自己的病史,使自己可以更准确地被诊断、被治疗。

说清楚耳鸣的情况:我们需要说清楚是什么时候开始的,也就是耳鸣多长时间了?(是几天、几月、几年?)哪里响?(是一只耳朵响?两只耳朵都响,还是先后响?还是整个头响即颅鸣?)怎么响?类似于什么声音?(比如蝉鸣音、嘶嘶声、嗡嗡声、吹风声等)此外这种声音是持续的还是间歇的,是有一定节律的比如像脉搏一样的节律或和呼吸同步款。再者耳鸣是否存在加重或消失的可能情况?(比如转头会减轻或加重)。

说清楚耳聋的情况:是单侧还是双侧的听力下降?是突然发生的还是缓慢下降的?注意:患者描述的听力下降应该是自己的感觉(感知的听力水平用以对语言频率的听功能判断),而不是听力测试的结果。

伴随症状:是否有头晕或眩晕?是否伴有耳闷胀感?是否有偏头痛病史?有没有耳痛、耳流水流脓、面瘫等病史?这些症状的出现对疾病的诊断也很有帮助。

睡眠情况以及情绪状态:入睡时间、睡眠时长、睡眠质量、是否入睡困难、易醒等。情绪如何?是否易怒、烦躁、冷漠?是否有职场工作压力,人际关系紧张等?

耳鸣耳聋发生之前是否有诱发因素:比如接触噪声、失眠熬夜、压力大、情绪不好、过度伤心、劳累、感冒、长时间使用耳机等。

最后,实在说不清楚,或一时紧张不知从何说起,那也不用担心,听清楚医生的问题直接回答就好了。

（景江华）

耳鸣耳聋的诊断

耳聋的世界卫生组织(WHO)诊断标准是什么

到目前为止,全世界约有 4.66 亿人患有残疾性听力损失,其中儿童 3 400 万,成人 4.32 亿。据估计,到 2050 年将有 9 亿多人患有残疾性听力损失,发病率随年龄增长而增加。18 岁以下的儿童中不到 2%的人患有永久性听力丧失,婴儿期和幼儿期的听力丧失可能对语言和社会发展有害。超过三分之一的 65 岁以上老人和超过一半的 75 岁以上老人受到影响。听力损失的定义及其分级标准的制定对听力损失的早期发现、早期诊断、早期治疗尤为重要。2021 年 3 月 3 日,第二十二个“全国爱耳日”,也是第九个“世界听力日”,世界卫生组织(WHO)在最新发布的《世界听力报告》(*The World Report on hearing*)中采用了新的听力分级建议,制定了最新听力损失分级标准。

WHO 多次对听力损失的分级标准进行修改。目前最常用的是 1997 年 WHO 的听力损失分级标准,计算 500 Hz、1 kHz、2 kHz、4 kHz 四个频率听阈的平均值作为平均听阈,分为 5 级(正常+听力减退 4 级)。①听力正常:平均听阈≤25 dB HL(能听到耳语声);②轻度听力损失:平均听阈 26～40 dB HL(能够在 1 米远的地方听到并复述正常言语声);③中度听力损失:平均听阈 41～60 dB HL(能够在 1 米远的地方听到并复述提高音量后的言语声)；④重度听力损失：平均听阈 61～80 dB HL(对着相对好耳喊话时，能够听到一些字词)；⑤极重度聋或全聋：平均听阈≥81 dB HL(即使喊话也听不到或听不懂)。

WHO 在 2021 年 3 月 3 日发布《世界听力报告》上提出了目前最新的听力损失分级标准，分为 8 级(正常＋听力减退 7 级)。①听力正常：好耳的平均听阈≤20 dB HL(安静环境下，听声音没问题；噪声环境下，听声音没有或几乎没有问题)。②轻度听力损失：好耳的平均听阈 20～35 dB HL(安静环境下，谈话没有问题；噪声环境下，可能听不清谈话声)。③中度听力损失：好耳的平均听阈 35～50 dB HL(安静环境下，可能听不清谈话声；噪声环境下，在谈话中有困难)。④中重度听力损失：好耳的平均听阈 50～65 dB HL(安静环境下，谈话困难，提高音量后可以正常交流；噪声环境下，大部分谈话都很困难)。⑤重度听力损失：好耳的平均听阈 65～80 dB HL(安静环境下，谈话大部分内容都听不到，即使提高音量也不能改善；噪声环境下，参与谈话非常困难)。⑥极重度听力损失：好耳的平均听阈 80～95 dB HL(安静环境下，听到声音极度困难；噪声环境下，听不到谈话声)。⑦完全听力损失/全聋：好耳的平均听阈＞95 dB HL(安静环境下，听不到言语声和大部分环境声；噪声环境下，听不到言语声和大部分环境声)。⑧单侧聋：好耳的平均听阈＜20 dB HL，差耳的≥35 dB HL(安静环境下，除非声音靠近较差的耳朵，否则不会有问题。可能存在声源定位困难；噪声环境下，可能在言语声、对话中和声源定位方面存在困难)。

WHO 2021 年分级与 1997 年分级的主要不同点在于:①轻度听力损失由 25 dB 降低到 20 dB;②程度分级增加了中重度,每 15 dB 为一级;③增加了单侧听力损失的标准;④分别诠释了极重度听力损失和全聋的定义;⑤2021 年标准将听力减退分为 7 级,而 1997 年分为 4 级;⑥2021 年的分级标准更关注到听力损失在安静和噪声环境下的不同反应。

应用 2021 年 WHO 听力损失分级标准时的注意事项:尽管可以用分级、平均听阈等指标来对个人的听力情况进行评估,但不应将其作为听力残疾的评估或干预措施(如助听器、人工耳蜗)选择的唯一参考标准。②安静环境下使用耳机检测纯音的辨别能力,但这并不是诊断听力障碍的可靠指标。不应只用听力指标来衡量患者在噪声环境下的聆听困难。③对于不对称性听力损失和单侧聋患者而言,要根据其遇到的困难进行适当关注和干预。④听力阈值是指听力较好耳在 500 Hz、1 000 Hz、2 000 Hz、4 000 Hz 的平均听阈。

2021 年 WHO 听力损失分级标准给我们临床听力学诊断带来新的诊断标准,将为听力损失的早期发现、早期诊断、早期治疗提供可靠的诊断依据,也能够及早发现安静和噪声环境下的听力损失的问题。

(吴珏菁)

耳鸣的诊断标准是什么

耳鸣,顾名思义就是耳朵里面有鸣叫的声音。鸣,最初的意思是鸟叫声。耳鸣的英文"Tinnitus"最初起源于拉丁语动词"tinnire"(To ring 铃声)。不管是鸟叫声,还是铃声,其拟声是相对单一频率的响声,从患者描述来看,耳鸣的声音一般也是蝉鸣声、吱吱声、嗡嗡声、嘶嘶声、电流声、摩擦金属声等,这些较为单调的声音。如果听到耳朵里面有人在唱歌,甚至有人在说话,那通常不是一般意义上的耳鸣,可能会有精神或神经性的疾病,或者甚至有幻听等意识方面的障碍了。

一般我们所诊断的耳鸣,就是耳朵里面有比较单纯的、没有意义的声音。这些声音没有外界的声源,是患者自己感觉到的,也称为主观性耳鸣,外人无法听到。也正因为如此,这些耳鸣缺乏客观的监测指标,它的音调匹配监测、评价量表、治疗效果评判也非常依赖于患者的主观感受。耳鸣的诊断和治疗的标准,在很大程度上依赖于患者的主观感觉,当患者感觉到耳鸣相当烦恼的时候,要积极地给予干预和治疗。而当患者感觉到耳鸣没有非常恼人,且排除了危险因素之后,耳鸣的影响也没那么严重,只要适当的定期随访,不需要给予过多地关注了。

还有一种耳鸣,是外人能听到的耳鸣,例如有一些血管畸形的冲击的搏动声,通过听诊器可以听到;例如有肌肉或神经联动时的咔嗒声,站在患者的身边能够听到。曾有一个 8 岁的小患者母亲打电话来，说儿子眨眼的时候一侧耳朵会发出声音。这些耳鸣称为客观性耳鸣。需要针对客观原因，做出处理的选择。

因此，一般意义上的耳鸣的诊断标准，也就是耳朵里面能听到，没有外界声源的情况下，无意义的声音。

（丛　宁）

婴幼儿如何进行听力检查

一般新生儿出生后不久会在产科进行新生儿的听力筛查（常规是瞬态耳声发射），在没有通过的情况下，患儿会被通知在42天时来医院进行第二次筛查（可以是瞬态耳声发射或者自动脑干诱发电位），如果还是没有通过的话，就会转入医院的耳鼻喉科做相应的专科检查，由于婴幼儿年幼不能配合完成行为测听等主观听力检查项目，因此需要对这些患儿进行一些客观的听力检查，比如：声导抗检查、耳声发射、听性脑干反应和多频稳态检查，来了解和评估患儿的听觉功能，以便及早地进行干预和治疗。

那么我们是如何在不需要患儿配合的情况下，来了解和评估患儿的听觉功能的呢？——用临床上用得比较普遍的听性脑干反应来具体说明一下过程。

在正常情况下，外界的声音被我们的耳朵和大脑感知，会有一个信号传递的过程：声源发出的声音信号被我们的耳廓捕获后，通过外耳、中耳传递至内耳。耳廓越大，它收集外界声音的能力就越强，比如兔子的耳朵又大又长，而且可以左右旋转，以便朝向声源，更好地采集声音信息。而中耳内有三块非常小的听小骨通过杠杆原理，在声音传递的过程中提高声音传递的效能，将声音没有能量损失的传入内耳。最后进入我们的内耳，我们的内耳长得很像蜗牛的壳，一圈一圈的，接受外界不同频率的声音，这些声音信号在内耳被转化为电信号。由声音转化而来的电信号沿着听神经向位于大脑的听觉中枢传递，在这个过程中，听觉神经系统可以产生相应的由听觉诱发的生物电反应，称为听觉诱发电位。

我们通过在熟睡（一般需要剥夺睡眠加水合氯醛催眠）患儿的头部接上像心电图一样的电极线，一般需要三根电极线形成一个电场回路，一根接前额靠近发际的地方作为记录电极，另一根接测试耳的乳突作为参考电极，第三根接前额靠近鼻根的地方作为接地电极，利用远场记录法记录听神经在听觉通路上神经纤维的电活动，它是神经电生理检查中常用的一种类型。

临床可通过调整刺激声参数、刺激声类型以及不同的耳机类型来了解患儿的听力情况。在开始测试之前，我们会让患儿戴上会发出不同强度和频率声音的耳机，这时，如果没有声音刺激或者在患儿的听力异常的情况下，我们的电极记录到的是平静的脑电波，看不到声音刺激以后形成的波形；如果患儿的听力正常，那么我们就可以在脑电波上看到有特征性的由听觉诱发的相关波形，从而判断患儿的耳蜗功能正常，大脑可以接收到外界的声音信号并出现相应波形。

由于它是一种不需要受试者主观判断与反应的测试方法，所以称为客观测听法。听性诱发的生物电位种类较多，它们的信号都极微弱，易被人体的许多自发电位、本底噪声及交流电场等所掩盖，需要在隔音电屏蔽室内进行检测，受检者在保持安静状态下，利用电子计算机平均叠加技术提取电信号，减少环境噪声和电磁信号的干扰。

（尹彦波）

什么是音叉检查

首先我们来认识一下什么是音叉？音叉是呈“Y”形的钢质或铝合金发声器，各种音叉可因其质量大小和叉臂长短、粗细不同而在振动时发出不同频率的纯音。①每把音叉会发出相应频率的声音，临床上每套音叉由 5 个不同频率的音叉组成，即 C128(可以发出 128 Hz 的纯音)、C256、C512、C1024、C2048，其中最常用的是 C256 和 C512。②音叉发出声音的大小与音叉的振动幅度有关：振幅越大，发出的声音越大；振幅越小，发出的声音越小。轻敲音叉，音叉叉臂的振幅较小，这时音叉发出的声音较小；重敲音叉，音叉叉臂的振幅变大，相应发出的声音越大。

音叉检查在临床听力学检查过程中可以初步判断耳聋的程度和性质(传导性聋或感音性聋)，是一种简便可靠的常用诊查方法。空气中声波振动通过耳廓→外耳道→中耳→内耳→听觉神经→大脑皮层的通路我们称之为“空气传导”，简称“气导”，是我们感知声音最主要的方式。可以将音叉放在外耳道口进行测试。此外声源还可以直接振动颅骨，直接引发耳蜗液体流动直接感知声音，称之为“骨导”。可以将音叉叉柄压在颅骨上进行测试。如果是内耳之前的通路(耳廓、外耳道以及中耳)病变，骨导正常或者接近正常，同时气导听阈提高，存在气、骨导差是传导性聋；如果是内耳及之后的通路(神经以及大脑皮层)的病变，气导、骨导呈现一致性的下降，没有气骨导差是感音神经性聋；如果传音和感音结构同时有病变存在，气导、骨导均下降，但存在一定的气、骨导差是混合性聋。检查具体操作：检查者手持叉柄，将叉臂向另一手的第一掌骨外缘或肘关节处轻轻敲击，使其振动，然后将振动的叉臂置于距受试耳外耳道口 1 cm 处检查气导听力，注意两叉臂末端应与外耳道口在一平面。而检查骨导时应将叉柄末端的底部压置于颅面中线上或鼓窦区，注意另一手应该置于头部对侧保证音叉叉柄末端压置的足够力度。

有 4 种常用的音叉试验帮助门诊医生初步判断患者的耳聋性质，是传导性耳聋还是感音神经性聋，但不能准确判断听力损失的程度。

(1) 林纳试验：比较受试耳气导和骨导的长短。正常人和感音神经性聋气导＞骨导，林纳试验阳性；传导性耳聋骨导＞气导，林纳试验阴性。

方法：先测试受试耳骨导听力(压置于鼓窦处)，当听不到声音时，立即将音叉置于外耳道口测同侧气导听力，如果此时仍能听到声音，说明气导＞骨导，为林纳试验阳性(＋)。若不能听及，应再敲击音叉，先测气导听力，当不再听到声音时，立即测同耳骨导听力，若此时又能听及，可证实为骨导＞气导，为林纳试验阴性(－)。若气导与骨导相等则以“(±)”表示。

(2) Weber 试验(Weber test, WT)：比较受试者两耳的骨导听力，可以初步判断单侧耳聋的性质：如果患耳为感音神经性聋，则音叉偏向健侧耳；如果患耳为传导性耳聋，则音叉偏向患侧耳。

方法：取 C256 或 C512 音叉，敲击后将叉柄底部紧压于颅面中线上任何一点(多为额部正中，也可以置于两颗第一上切牙之间)，同时请受试者仔细辨别声音偏向何侧，并以手指示之。记录时以“→”指示所偏向的侧别，“＝”示两侧相等。

(3) Schwabach 试验(Schwabach test, ST)：旨在比较受试者与正常人的骨导听力。如果受试者骨导时间比正常耳长，为骨导比较试验延长，记为 ST 阳性“(＋)”，患耳为传导性耳聋；如果患耳骨导时间较短，为骨导对比试验缩短，记为 ST 阴性“(－)”，患耳为感音性聋；正常者记为“(±)”提示两者时间接近。

方法：先试正常人骨导听力，当正常人听不到声音时，迅速将音叉移至患者受试耳鼓窦区测试。然后按同法先测受试耳后移至正常人。如受试耳骨导延长，记录为“(＋)”；骨导缩短则以“(－)”表示；“(±)”表示两者时间接近。

(4) 盖莱试验(Gelle test, GT)：鼓膜完整者，可用 Gelle 试验检查中耳听小骨尤其镫骨的活动情况。如果镫骨活动正常，音叉声会在由强变弱的过程中尚有忽强忽弱的不断波动变化，为 GT 测试阳性(＋)；发生病变，耳硬化或听骨链固定时，比如

①中耳炎后听小骨受累；②砧镫关节被破坏；③听骨链与中耳内壁粘连；④镫骨固定；⑤砧镫关节失去活动能力，音叉声无强弱波动感者，为GT测试阴性(－)，临床表现出来的是传导性耳聋。

方法：将鼓气耳镜置于外耳道内，密闭。用橡皮球向外耳道内交替加减压力，同时将振动音叉的叉柄底部置于鼓窦区。若镫骨活动正常，患者所听之音叉声在由强变弱的过程中尚有忽强忽弱的不断波动变化为阳性(＋)；无强弱波动感者为阴性(－)。

临床医生和听力师均会经常通过音叉检查来初步判断耳聋的性质以及程度(注意：不能准确判断)。音叉检查前注意事项：外耳道通畅，不能有耵聍栓塞。检查时禁忌：①环境安静；②选择适当频率的音叉；③按正确方法敲击音叉，并且放在正确部位；④手持音叉柄部，不能触及叉部，叉部不触及头发；⑤对照耳必须正常；⑥防止听觉疲劳现象。

(尹彦波)

什么是纯音测听检查

纯音测听检查就是我们通常说的纯音听阈测定。纯音测听检查是使用听力计给出的纯音信号声来测得人耳125 Hz、250 Hz、500 Hz、1 000 Hz、2 000 Hz、4 000 Hz、8 000 Hz频率的听阈。也就是说测得人耳在不同频率处能听到的最小声音，类似于看视力表测视力时，眼睛能看到的最小的字母。纯音测听是测试听阈最基本的行为测听法，可以对听力损失进行定性、定量的分析，临床上运用非常广泛。

1. 纯音测听有哪些分类?

纯音测听包括气导听阈测试和骨导听阈测试。气导听阈测试是给患者佩戴气导耳机，纯音信号声通过气导耳机，经由外耳传入中耳再传入内耳；而骨导听阈测试是将骨导耳机放置于患者额头或乳突位置，纯音信号声通过骨导耳机，直接振动颅骨，将声信号直接传至内耳。测试中，医生通过专业的方法，经过反复测试确认，最终得到相应的听阈。在纯音测听检查中，气导和骨导是需要分别进行测试。医生通过对气导听阈和骨导听阈的分析，可以鉴别出患者的耳聋性质(感音神经性聋、传导性耳聋或混合性耳聋)。

气导测试是用来给患者的听力损失进行总体定量检测，而进一步进行的骨导听阈测试就是用来给 50 dB 的听力损失进行定性测试，当气导和骨导阈值相差≤10 dB，且气导在正常范围之外，为感音神经性听力损失，常见于突发性耳聋、老年性聋、梅尼埃病等；气导和骨导阈值相差＞10 dB 时，且骨导在正常范围，为传导性听力损失，常见于中耳炎、耳硬化、耵聍栓塞等；气导和骨导阈值相差＞10 dB，且气导、骨导在正常范围之外，则为混合性听力损失，患者常合并了上述两种性质的耳聋病因。

2. 纯音测听有哪些注意事项?

测试环境：需要一个安静的测试环境，通常是在隔声室内进行检查,并且需要患者在进入隔声室前关闭手机等电子设备,以免产生不必要的环境噪声干扰。

测试前准备:在检查前,需要确保患者的外耳道内无耵聍等异物。

患者配合度:纯音测听是一个主观性的听力检查,检查结果与患者的配合息息相关,检查的目的是测得患者能听到的最小的声音,因此在测试中无论听到的声音有多小,都需要立即做出反应,表示听到声音。除此之外,左右耳是分开测试,先测试听力好的耳朵,再测试听力差的耳朵,良好的配合才能得到可信的纯音测听结果。

掩蔽:当左右耳的听阈相差过大,测试差耳时,由于给出的测试信号声强度过大,测试信号声会被好耳朵偷听到,这时差耳测得的听阈不能反映测试耳的真实阈值,因此需要在好耳朵上加上一个噪声,以此来掩蔽掉偷听到的信号声,在好耳朵加上适量噪声后测得的听阈才能得到测试耳的真实听阈。

3. 我们如何去看懂一张纯音测听报告?

①辨别左右耳:如果不加掩蔽 x 符号表示左耳,o 符号表示右耳。图示上也会标清楚左右耳;②看横纵坐标:横坐标代表不同的频率;纵坐标代表声音强度的大小(分贝),数值越小,表示听阈越低,听力就越好。

世界卫生组织 WHO 推荐 1997 年标准临床应用较广,以 500 Hz、1 000 Hz、2 000 Hz、4 000 Hz 气导的平均听阈划分听力程度。听阈≤25 dB HL 为正常听力;听阈在 26～40 dB HL 为轻度听力损失;听阈在 41～60 dB HL 为中度听力损失;听阈在 61～80 dB HL 为重度听力损失；听阈＞81 dB HL 为极重度听力损失。

（左　建）

什么是声导抗检查

声导抗是通过声刺激引起的中耳传音结构生物物理学变化来观察听觉系统功能状态的一种客观测试方法。特点：需要声刺激，主要测试中耳变化，可以了解整个听觉系统，是客观检查(也就是不需要受试者针对声音做相应配合)。具体测试大致分为两方面，①鼓室图：外耳道压力在＋200 daPa 至－400 daPa 之间改变的同时观测声导抗值的变化，所得的结果记录的图形为鼓室图，横坐标为外耳道压力，纵坐标为声导抗值。提供中耳传声功能相关信息；②声反射：在测试耳同侧或者对侧给声，了解声刺激下中耳的变化，主要是强声状态下的自我保护，提供与声反射路径有关的信息。临床上，鼓室导抗测试比较常见。

1. *声导抗测试时有哪些注意事项？*

①受试者在测试中不能有说话、咳嗽、吞咽等动作，以免造成咽鼓管开放等，造成结果误差。②测试时，需要选择大小合适的耳塞放置外耳道内，形成密闭腔，因此，外耳道闭锁者由于无法放置耳塞不能进行测试，鼓膜穿孔者由于无法形成密闭腔不

能得到鼓室图。③受试者的外耳道需保持干燥，中耳炎流脓流水期或者外耳道冲洗后不宜直接进行测试，由于外耳道内有液体残留，测试时会有压力改变，声导抗机器会将耳道的液体倒吸入测试设备，造成测试仪损坏。④受试者的外耳道要保持通畅，耵聍栓塞者测试前需清洁外耳道，否则无法获得准确的测试结果。

2. 鼓室图有哪些分型？

鼓室图一般有五种分型，根据鼓室图的峰压和峰值分为 A、As、Ad、B 和 C 型。①A 型为正常型，峰压点在－100 daPa 至＋100 daPa 之间，峰值在 0.3～1.6 ml 之间，一般说明中耳功能正常，但不能完全排除一些特殊的中耳病理情况。②As 型为声导纳减低型，峰压点正常，有明显的峰，峰值＜0.3 ml，见于听骨链固定、鼓室硬化等。③Ad 型为声导纳增高型，峰压点正常，有明显的峰，峰值＞1.6 ml，见于鼓膜松弛或鼓膜萎缩性瘢痕、听骨链中断等。④B 型为平坦型，改变耳道内气压时，声导抗值无明显变化，曲线平坦、无峰，见于鼓室积液、鼓室粘连、鼓膜穿孔或耵聍栓塞等。⑤C 型为负压型，峰压点＜－100 daPa，常见于咽鼓管功能不良等。

3. 鼓室导抗测试有哪些优缺点？

优点：能提示中耳传声系统是否存在病变，测试简单易行，无需隔声室，对测试环境要求不高，而且是客观测试，无需患者反应，只需保持片刻安静即可。

缺点：每一种中耳病变与鼓室声导抗测试结果不具有完全的一一对应关系，测试结果个体变异较大。正常耳与病变耳之间存在较多交叉重叠的情况。比如:A 型鼓室图,有少量的患者中耳不一定完全正常,而中耳相对正常的患者,鼓室图也不一定完全正常。

因此在临床诊断中还需要结合病史、体征以及纯音测听等其他听力学测试或者 CT、MRI 检查进行综合判断。

(左　建)

什么是耳声发射检查

耳声发射是一种产生于耳蜗,经过中耳传至外耳道的音频能量,通过敏感的麦克风系统可以在外耳道记录到相应的声学信号。普遍认为这些音频能量来自耳蜗外毛细胞的主动运动。根据是否进行声刺激后进行耳声发射测试分为自发性耳声发射(无刺激信号)和诱发性耳声发射(有刺激声),是一种客观检查方法,无需受试者配合。临床常用的两个诱发性耳声发射:①瞬态声诱发耳声发射(transient evoked otoacoustic emission, TEOAE),常用于新生儿的听力筛查,刺激声是 Click 声,检查比较快;②畸变产物耳声发射(distortion product otoacoustic emissions, DPOAE),刺激信号是两个具有一定强度(分贝)和频率(赫兹)比值关系的纯音,此时内耳耳蜗基底膜在非线性调制作用下会产生的一系列音频能量信号,经听骨链、鼓膜,传入外耳道并被麦克风系统记录下来,检查有频率特性。

哪些情况需要做耳声发射？耳声发射用于预估听力。用于新生儿听力筛查，耳鸣、听神经病、噪声性聋等情况下耳蜗功能评估，以及对感音神经性听力损失情况进行鉴别(主要判断是否是听神经病)。

耳声发射怎么做？耳声发射所要记录的声信号强度很低，多小于 25 dB，测试时周围噪声过强会影响耳声发射的信号记录。所以测试时需要注意：①控制环境噪声(常在隔声室进行测试)；②受试者保持安静，避免做吞咽动作等活动；③排除电磁干扰；④正确放置探头。

耳声发射结果代表了什么？耳声发射主要反映耳蜗外毛细胞能否正常产生相应的音频信号，此外中耳、外耳道等也参与了声学信号的传导，无论其中哪一个环节出现了问题均会导致信号的传输失败，耳声发射出现异常结果。①耳声发射未引出不能完全代表耳蜗毛细胞功能差。外耳道耵聍栓塞、中耳炎等外耳、中耳疾病会导致声音传入和传出受阻，导致麦克风不能记录到耳蜗的主动发声。就好比你喊小伙伴出门玩，奈何小伙伴家门窗隔音效果太好，阻断了你的声音，小伙伴听不见，自然不会做出回应。但并不能代表小伙伴的听觉有障碍；②耳声发射引出也不能代表听力一定没问题。耳声发射只涉及了内耳至外耳的声音传导通路，不能检查蜗后病变。蜗后病变的患者(如听神经病等)耳声发射音频能量能正常引出但听力却不正常。这就像是小伙伴听到了你的出门邀约，但由于更加上层的结构比如家里掌握绝对话语权的家长的介入并拒绝，小伙伴未能出门与你赴约，最终导致这一事件的目标无法实现。

耳声发射由于检查快捷，结果客观的特点被广泛应用于临床。但是耳声发射只能显示各个频率声信号是否引出，不能直接反映受试者听力阈值，而且检查的结果也只能反应听觉传导通路的一部分。因此拿到临床检查结果时还是要结合其他的听力学检查结果来综合评价患者的听觉功能。

（王海燕）

什么是听性脑干反应检查

在正常情况下，外界的声音被感知，会有一个信号传递的过程，声信号在内耳被转化为电信号再沿听神经向听觉中枢传递，在这个过程中，听觉神经系统可以产生相应的生物电反应，称为听觉诱发电位。听性脑干反应（auditory brainstem response，ABR）就是一种短潜伏期听觉诱发电位。它利用远场记录第Ⅷ对脑神经及脑干听觉通路上神经纤维的同步电活动，是神经电生理检查中常用的一种类型。临床可通过调整刺激声参数、刺激声类型以及更换耳机来达到不同的检查目的。

1. 最常用的 ABR 检查类型——click ABR

什么是 click ABR？click ABR 即采用短声（click，一种宽频带噪声，无频率特异性，能量主要集中在 2～4 kHz）作为刺激音进行 ABR 检查。

如何进行 ABR 检查？ABR 检查要求受试者能保持安静和

放松状态，不能有肢体活动，以免产生肌电干扰。考虑临床实际情况，有些时候会采用剥夺受试者睡眠时间和服用少量镇静剂的方式使受试者熟睡来进行准确的 ABR 测试。

2. ABR 用于哪些情况？

①适用于不能对行为测试做出正确反应或行为听阈测试结果不可靠、不完整的受试者（如婴幼儿听力检查）；②怀疑听觉通路病变，或神经系统病变影响听觉通路时可进行 ABR 检查；③听力损失的司法鉴定和伤残评估；④术中监测。

3. ABR 结果怎么看？

听力正常的人进行 ABR 测试时，10 ms 内可以记录到 7 个正相波，临床上用罗马数字，即Ⅰ、Ⅱ、Ⅲ、Ⅳ、Ⅴ、Ⅵ、Ⅶ来表示，其中Ⅰ、Ⅲ、Ⅴ波出现率最高。ABR 可以反映出以下内容，①听阈：临床上常以Ⅴ波是否引出来确定 ABR 阈值。需要注意的是 click ABR 声音能量集中在 2～4 kHz，测试主要反映的是这一频段的听力情况。即使在高声强下 click ABR 未引出，也不能代表受试者完全没有听力（也许有低频残余听力）。②推断听损性质和病变部位：根据Ⅰ、Ⅲ、Ⅴ波成分的缺失、各波潜伏期、波间潜伏期以及两耳对称性来推断听损性质和病变位置。③鉴别听神经病：可以根据 ABR 波形分化，帮助鉴别听神经病。

4. 理性看待 ABR

ABR 作为客观检查方法，波形有良好的重复性和真正的阈值，但仍存在一些不足，click 刺激信号声的 ABR 结果没有频率特异性，虽然目前也可以做分频 ABR 实现有频率特异性的 ABR，但波形没有 Click ABR 的波形分化的清晰，而且比较耗时，因此频率特异性 ABR 并没有在临床上普遍采用。同时无论是判断听力损失情况还是确定病变部位，都不能只看 ABR 的结果，还需要结合纯音测听、声导抗、耳声发射及影像学等其他检查结果对听觉功能进行综合分析和评估。

（王海燕）

耳鸣诊断流程是怎样的？可选择哪些评估方式

耳鸣的诊断流程，跟其他疾病没有什么不同，也就是：采集病史、查体、专科检查、辅助检查、影像学检查等。这样说太抽象了，我们从另一个角度叙述，患者来医院看耳鸣，需要准备什么？

1. 采集病史

我们前面反复说，耳鸣主要是主观的感受，所以一定要把耳鸣的声音性质描述清楚，比如①耳鸣发生了多长时间？有的人会说好长时间了，这就很难判断，一定要描述清楚，是二三十年，还是五六年，还是两三个月，还是五六天。病史对耳鸣的原因和预后判断是非常重要的。②耳鸣的声音是什么性质？是吱吱声，还是嘶嘶声，有人说我不知道是什么样的声音，还是要尽量描述，帮助医生来判断大概是在什么频段，是否与听力损失的频率相符合。③有没有听力下降，有没有头晕头痛，有没有高血压、先天性心脏病、脑血管畸形、甲状腺功能异常、怀孕等这些全身情况，都是可能影响耳鸣的因素。

2. 专科查体

通过专科查体，外耳和中耳相关的疾病通常就可以得到明确的提示，例如外耳道炎、真菌感染、耵聍栓塞引起的耳鸣，要首先解决这些外耳的因素，治疗后再观察是否有其他原因合并的耳鸣。分泌性中耳炎、鼓室粘连等中耳疾病也可通过专科查体诊断。

3. 辅助检查

电测听、鼓室图、镫骨肌反射、耳声发射、鼻内镜、耳鸣匹配检测、耳鸣的各种量表测试等。

这里就有人问了，既然耳鸣缺乏客观的诊断标准，为什么要做辅助检查？首先要明确的一点，耳鸣最常见关联的疾病就是各种听力损失，不管是听骨链畸形、中耳炎、鼓室粘连、咽鼓管阻塞等引起的传导性聋，还是突发性聋、听神经瘤、病毒感染、药物性聋、老年性聋、噪声损伤、前庭功能异常等相关的感音神经性聋，都在听力图上有明确的损失，特别是有很多高频听力损失的患者，没有自觉听力下降，只能通过听力图来诊断。此外，全国许多耳聋中心研究表明，90%以上的突发性聋都有耳鸣的伴随症状，而突聋的诊断最重要的就是听力检查。

除了电测听之外，鼓室图、镫骨肌反射、耳声发射，是对听觉系统的压力、鼓膜完整性、强声保护通路、毛细胞功能等不同方面的反应，对电测听的准确度也有相互印证。

鼻内镜也是耳鸣诊断的重要检查，许多无症状的鼻息肉、急性鼻窦炎、腺样体肥大、鼻咽部良恶性肿块、咽鼓管咽口堵塞等耳鸣的诱因都是通过鼻内镜检查获得。

耳鸣匹配检测则是耳鸣定量测试的一部分以及耳鸣声治疗

前的必备检查。此外耳鸣的各种量表测试是耳鸣定量测试的另一个部分。

4. 影像学检查

影像学检查包括CT、磁共振、内耳钆造影、血管造影等不同的检查。并不是所有的耳鸣患者都需要影像学检查。但是当一些疾病无法排除时,影像学检查还是非常必要的。例如鼻咽癌、听神经瘤、乙状窦高位、脑血管畸形、内淋巴积水等,需要影像学来判断和给出详细的信息,或者给出诊断和治疗的方向,以及预后的判断。通常对单侧耳鸣或耳聋、咽鼓管功能异常、异常搏动性耳鸣、眩晕和波动性听力下降等疑似患者,影像学检查是必不可少的检查方式。

5. 其他系统的检查

血常规检查、甲状腺功能及B超、血压、脑血管造影、血糖监测、免疫学监测等,对其他系统疾病,如贫血、甲亢、高血压、脑血管畸形或颅内高压、糖尿病、多发性硬化等患者综合判断耳鸣的原因有不可或缺的提示作用。

(丛　宁)

什么是耳鸣音调匹配检查

耳鸣是在没有外界声刺激或电刺激时,人的耳内或颅内所感知到的超过一定时程的声音感觉。是发生于听觉系统的一种声音错觉，是一种症状而不是疾病，其中主观性耳鸣是仅耳鸣者自己可以感觉到，目前并没有一种行之有效的客观检测方法。

为帮助患者选择合适的耳鸣治疗方案，需要对耳鸣进行定量的测试，以获得患者个体更多的耳鸣信息。耳鸣音调匹配检查(tinnitus pitch matching, PM)就是测试耳鸣声音的主观频率特征。耳鸣音调可能为单音调声，也可能为几种音调声；既可以是单调的纯音，也可以是嘈杂的噪声。临床通常采用纯音听力计进行耳鸣音调匹配测试，用某种具体频率的声音对耳鸣进行匹配，提高耳鸣者对个性化耳鸣描述的精确性。

耳鸣音调匹配测试方法有多种，这里介绍一种简单实用的常用方法——电测听法。

① 对患者进行测试的指导并使其熟悉测试要求；

② 一般采用耳鸣的同侧给刺激声进行音调匹配，在某些情况下也可采用对侧给声；

③ 先进行纯音听阈测试，之后进行耳鸣音调匹配测试一般也先采用纯音；

④ 测试频率从 125 Hz、250 Hz、500 Hz、1 kHz、2 kHz、4 kHz 依次至 8 kHz；测试音强度为对应频率点的纯音听阈上 5 dB(或者 10 dB)，即 5 dB SL(感觉级)强度的测试音，每次给声时长 2～3 s；

⑤ 让患者与自身耳鸣声进行比较，选出和耳鸣最相似的音频，此音调即为患者耳鸣的主音调。如无相似音频，可选择窄带噪声或白噪声进行比较，以确定耳鸣音调。

多数患者耳鸣是纯音性质，可以通过音调的匹配来确定其频率或是其中最令患者心烦的主调。测试前应让被试者了解，匹配的声音可能与耳鸣声不能完全相同，但应指出何种声音更接近于耳鸣声。但是也有部分患者表现为杂音或者多种音调的耳鸣，有时并不能找准匹配的频率。如果之前任何声音的相似度都小于50％则为不能匹配。

部分患者耳鸣音调的匹配频率重复测试时变化较大。匹配频率变化的原因，可能与被试者对音调匹配有困难之故，但也可能因倍频混淆所致。如怀疑出现此种现象，可采用两选一迫选法：于对侧耳出现两次选择的不同匹配频率（或者是倍频）的声音，要求受试者指出哪种声音的频率更接近于耳鸣（注意：2次比较的响度的感觉级应相同）。年龄、教育水平以及耳鸣声成分（如耳鸣为噪声）等多个因素影响耳鸣匹配的准确度，反复测试时结果会有偏移。

耳鸣音调匹配结果有助于了解耳鸣的频率特性，分析耳鸣病因。例如高音调耳鸣往往与高频听力损失有关，而低音调耳鸣则常与低频听力损失有关，也有助于了解如何进行耳鸣的声治疗。

（吴拥真）

什么是耳鸣响度匹配检查

为帮助患者选择合适的耳鸣治疗方案，需要对耳鸣进行定量的测试，以获得患者个体更多的耳鸣信息。耳鸣音调匹配检查(tinnitus pitch matching, PM)和耳鸣响度匹配检查(tinnitus loudness matching, LM)是对耳鸣进行定量的测试的基本方法。LM 就是测试耳鸣声音物理声强的主观感受,可以在一定程度上判断患者感受到的耳鸣响度对其心理影响程度。

耳鸣响度匹配测试方法有多种,这里介绍一种简单、实用的方法。

① 对患者进行测试的指导并使其熟悉测试要求;

② 一般采用耳鸣的同侧给声进行响度匹配,在某些情况下也可采用对侧给声;

③ 耳鸣响度匹配一般采用之前所测得的耳鸣音调匹配的频率声;

④ 测试强度从该频率点的纯音听阈阈值开始,步长为 1 dB;

⑤ 当患者感觉测试声响度与耳鸣响度一样或接近时,为耳鸣响度值,单位用 dB HL 表示,为患者在该频率上的听力级声强感觉(耳鸣声音的响度物理量);

⑥ 再次测试听阈,此时用 1 dB 为步长,测试出耳鸣音调匹配的频率的精细听阈,此时的耳鸣响度值单位是 dB SL,为患者在该频率上的响度感觉(耳鸣声音的响度主观感受)。

通常测试结果小于 15 dB SL,如果测得的结果大于 15 dB SL,则应注意测试可能有误,最好重测。如耳鸣的强度与患耳听力阈值相等,耳鸣强度即为 0 dB SL。

一般患侧与健侧测得的结果相似,但是少数患者患侧测得的耳鸣频率可能稍高,而强度稍低,在评价疗效时注意。在测试时可以标注是在患侧还是健侧进行测试。耳鸣匹配分别在治疗前后为患者各测试一次。年龄、教育水平以及耳鸣声成分(如耳鸣为噪声)等多个因素影响耳鸣匹配的准确度及响度的判定,反复测试时结果会有偏移。

可以用耳鸣响度的变化情况来评估患者整体耳鸣严重程度,但是耳鸣响度测试有一定的偏差,而且耳鸣响度与有时与患者的痛苦程度不成正比(需要采用耳鸣量表或者视觉评分等来进行整体评估)。不过即使不同响度的大小对不同耳鸣患者带来的痛苦并不相同,同一个患者治疗前后耳鸣响度的变化与痛苦程度仍明显相关,所以大多数耳鸣患者可以用耳鸣响度来评估治疗效果。

(吴拥真)

常见的耳鸣量表有哪些

由于耳鸣的特性,主要是患者主观的感觉,缺乏客观的评价标准,所以主观量表对耳鸣的程度有非常好的评价和提示作用。大多数量表设计主要包括几个方面,即耳鸣的严重程度,耳鸣对自己生活和工作的影响,耳鸣对情绪和睡眠的影响等方面。大多数耳鸣的量表采用标准化的评分,通过得分的高低来对耳鸣的程度有个量化,并通过不同阶段的复测来评价耳鸣的变化情况。常用的耳鸣量表有:耳鸣残疾量表(tinnitus handicap inventory, THI);视觉模拟量表(visual analog scales, VAS);耳鸣评价量表(tinnitus evaluation questionnaire, TEQ);耳鸣功能指数(the tinnitus functional index, TFI);耳鸣反应问卷(tinnitus reaction questionnaire, TRQ)等。

下面是临床上三个常用的耳鸣量表。

1. **耳鸣残疾评估量表**

THI分为功能性评分(F)、严重性评分(C)、情感评分(E)3个维度,评价关于耳鸣对日常生活的影响,对社会职业功能、身体功能、情感评价、严重性评价,也有汉化的版本。THI共25个问题,答案计分如下:0分,没有;2分,有时候有;4分,一直有。总计0～100分。其中0～16分为耳鸣第1级别,无残疾;18～36分为耳鸣第2级别,轻度残疾;38～56分为耳鸣第3级别,中度残疾;58～100分为耳鸣第4级别,重度残疾。

1. 耳鸣使你注意力难以集中吗?

有　没有　有时候

2. 耳鸣的声音使你很难听清别人讲话吗?

有　没有　有时候

3. 耳鸣使你生气吗?

有　没有　有时候

4. 耳鸣使你困惑、烦恼吗?

有　没有　有时候

5. 耳鸣使你有绝望的感觉吗?

有　没有　有时候

6. 你总是抱怨耳鸣吗?

有　没有　有时候

7. 耳鸣使你晚上入睡困难吗？

有　没有　有时候

8. 你有不能摆脱耳鸣的感觉吗？

有　没有　有时候

9. 耳鸣干扰你的社交活动吗？（如外出用餐或看电有影，打牌，朋友聚会）

有　没有　有时候

10. 耳鸣使你沮丧吗？

有　没有　有时候

11. 你认为耳鸣是种可怕的疾病吗？

有　没有　有时候

12. 耳鸣使你很难享受生活吗？

有　没有　有时候

13. 耳鸣干扰你的工作和家务吗？

有　没有　有时候

14. 耳鸣让你容易发脾气吗？

有　没有　有时候

15. 耳鸣使你阅读出现困难吗？不能静下心做事吗？

有　没有　有时候

16. 耳鸣使你心烦意乱吗？

有　没有　有时候

17. 耳鸣使你和朋友或家人的关系紧张吗？

有　没有　有时候

18. 注意力从耳鸣转移到其他事情有困难吗？

有　没有　有时候

19. 你感到不能控制你的耳鸣吗？

有　没有　有时候

20. 耳鸣使你经常感到疲惫吗？

有　没有　有时候

21. 耳鸣使你情绪低落吗？（做事情提不起兴趣）

有　没有　有时候

22. 耳鸣使你焦虑不安吗？

有　没有　有时候

23. 你有拿耳鸣没办法的感觉吗？

有　没有　有时候

24. 有压力时耳鸣会加重吗？（如考试、考核、晋升、小孩上学、结婚急需花钱等）

有　没有　有时候

25. 耳鸣使你没有安全感吗？（不稳定，无保障）

有　没有　有时候

2. 视觉模拟量表

长度10 cm的标尺，两端分别为0分和10分，表示患者感受到的严重程度，0分为没有，10分为最剧烈达到难以忍受的程度。

3. 耳鸣评价量表

TEQ是广州中医药大学第一附属医院刘蓬结合国内外

研究成果总结提出的一套简洁有效的评价量表，并通过了信度和效度监测。共 6 项，分别为耳鸣出现的环境、持续时间、耳鸣对睡眠的影响、对工作（学习）的影响、对情绪的影响、患者对耳鸣严重程度的整体感知。总分 21 分，1～6 分为Ⅰ级，7～10 分为Ⅱ级，11～14 分为Ⅲ级，15～18 分为Ⅳ级，19～21 分为Ⅴ级。

1. 何时听到耳鸣？

   无耳鸣　安静环境下　正常环境下　嘈杂环境下

2. 耳鸣持续还是间断？

   无耳鸣　不出现时间大于出现时间　出现时间和不出现时间相等　持续

3. 耳鸣是否影响入睡？

   从不　有时候　经常　总是

4. 耳鸣是否影响你的注意力？

   从不　有时候　经常　总是

5. 耳鸣是否影响你的情绪？

   从不　有时候　经常　总是

6. 你认为你的耳鸣严重程度是？（请选择 0～6 分之间最合适的分数）

（丛　宁）

常见的睡眠量表有哪些

睡眠质量对耳鸣的发生至关重要，评价睡眠也是了解耳鸣情况、解析病因以及治疗的重要手段。常见的睡眠量表，均经过了时间的检验，有较高的信度和效度。如：失眠严重指数(insomnia severity index，ISI)；匹兹堡睡眠质量指数(Pittsburgh sleep quality index，PSQI)；睡眠个人信念和态度量表(dysfunctional beliefs and attitudes about sleep scale，DBAS)；Epworth 嗜睡量表(ESS)；阿森斯失眠量表(athens insomnia scale，AIS)等。

下面是临床上三个常用的睡眠量表。

1. 失眠严重指数

ISI 是一个简短的自我报道的睡眠评估工具，主要评估失眠患者失眠的严重程度情况，包括 7 个条目，每个条目有 5 个备选答案得分 0～4 分，总分 28 分，分数越高表明失眠越严重。适用于临床睡眠评估，能有效区分睡眠良好与失眠患者。评分标准及释义：0～7 分：无临床意义的失眠(睡眠正常)；8～14 分：亚临床失眠(轻度)；15～21 分：临床失眠(中度)；22～28 分：临床失眠(重度)。

2. 匹兹堡睡眠质量指数

PSQI 量表有 19 个自评和 5 个他评条目构成。条目分为主观睡眠质量、入睡时间、睡眠时间、睡眠效率、睡眠障碍、催眠药物及日间功能 7 个维度，每个成分按 0～3 分计分，其中第 19 个自评条目和 5 个他评条目不参与计分，累计各条目得分，即为

PSQI总分,总分范围为0～21分,得分越高表示睡眠质量越差。

3. 睡眠个人信念和态度量表

DBAS由美国弗吉尼亚大学医学院的睡眠专家Morin编制,用于了解被试者大脑中和睡眠相关的非理性的认知。此表包含30个条目问题,1～5分等级评分,除了第23题反向评分外,其他为正向评分。评分越低,说明不合理信念越明显。

(丛　宁)

耳鸣耳聋患者为什么要做CT或MRI检查

要治疗耳聋或耳鸣,必须首先了解造成耳鸣或耳聋的原因,给出明确的诊断或者大概的诊断方向,才能有针对性地治疗或者确定治疗方向。任何一个能够对听觉及相关系统造成影响的因素,都可能是耳鸣或耳聋的原因,包括影响听觉通路本身的因素、听觉通路毗邻的因素,以及全身因素。要确定这些原因,首先要根据患者的病史,对患者进行专科体检,并做出相关的辅助检查,以明确对患者病因的判断。

常见的辅助检查包括听力相关检查,如纯音测听、声阻抗、耳声发射等,用于了解患者的听觉损失情况;前庭功能检查,包括平衡台、甩头实验、冷热实验、眼震电图等;毗邻器官的检查如鼻内镜、喉镜等,以及CT、MR等影像学检查。

影像学检查并不是所有耳聋的患者必须要做的检查,但却是排除某些疾病的必要检查。从结构上讲，外耳的疾病通常可以通过体检看到，例如外耳道耵聍、外耳道炎、真菌感染、耳廓软骨膜炎等。若是涉及中耳以及以内的疾病。通常需要专科体检加辅助检查，例如中耳炎，需要电测听来判定目前听力损失的情况，是传导性聋还是混合性聋，术后预计听力能够恢复多少，需要 CT 来确定乳突内的病变性质和范围、有没有骨质破坏、有没有听骨链破坏、若需手术有没有乙状窦前置，有没有脑板低位等；例如单侧的听力下降或耳鸣，需 CT 或磁共振来看是否有听神经瘤；例如耳硬化症，除了电测听来看是否有传导性听力损失之外，需要 CT 来看是否有骨质的不均质变化；另外单侧传导性聋或者耳鸣，还可能由鼻咽部的肿块引起，除了鼻内镜检查看其直观的范围，还需要磁共振来明确其可能的性质，是否鼻咽癌，以及周围组织的侵犯范围等。

此外，以下四类耳鸣患者特别是病情有进展者需要做影像学检查：①单侧或者不对称耳鸣；②搏动性耳鸣；③双侧听力不对称的耳鸣者；④有局灶性神经损伤表现者(如面瘫、吞咽困难等)。

通过这些例子，相信大家已经对为什么要做影像学检查有了初步的认识。医学影像学对医生的重要性，就像地图对于旅行者，是不可缺少的引导。尤其是耳科疾病位置深入，结构精巧复杂，不管是中耳炎、胆脂瘤、听神经瘤、听骨链畸形，还是毗邻的颅底疾病、鼻腔鼻窦肿瘤、鼻咽癌等，准确的位置诊断和治疗预判都需要影像学的指导。医学影像学的发展和技术改进还使得半规管裂、内淋巴积水等疾病得到了进一步的认识。

（丛　宁）

什么是分泌性中耳炎

分泌性中耳炎是以中耳(常含乳突腔)积液(包括浆液、黏液、浆黏液,而非血液或脑脊液)及传导性听力下降为主要特征的中耳非化脓性炎性疾病。

很多分泌性中耳炎患者去医院就诊通常是因为感觉到耳闷耳胀,或吞咽时出现咔嗒声,部分患者也可能因为出现听力下降而去就诊。医生检查耳朵时可以观察到鼓膜呈琥珀色或鼓室积液的表现(如鼓膜后气泡、液平等),声导抗检查可见 B 或 C 型鼓室图,电测听可见传导性听力损失,帮助判断中耳是否有积液或负压。此外,鼻内镜检查可提示可能存在鼻腔或鼻咽部病变,提示分泌性中耳炎可能发生的原因。

那么如果得了分泌性中耳炎怎么去治疗呢?

一般来说大多数分泌性中耳炎患者不经治疗也会自行好转。部分患者可以根据医生的建议局部使用减充血剂以缓解鼻塞,从而减少咽鼓管咽口的阻塞,以促进中耳分泌物排出。但年幼的儿童应避免使用减充血剂,特别是那些不到 2 岁的儿童。如果判断鼻塞、耳闷是由于过敏引起的可以口服抗组胺药、使用抗组胺或激素鼻喷雾剂喷鼻;需要特别注意的是不能滥用抗生素,它对治疗分泌性中耳炎其实是没有用的。

除了应用药物,我们可以通过迫使空气通过堵塞的咽鼓管,以减轻中耳的负压。自行操作的话可以闭上嘴，捏紧鼻孔呼气自己感受鼓膜有向外的鼓出感。或者医生可以开具咽鼓管吹张治疗，利用医疗器械将空气打入其中一个鼻孔，迫使空气进入耳咽管和中耳，达到同样的目的。如果分泌性中耳炎症状持续3个月以上，转为慢性，医生可能会建议进行鼓膜穿刺冲洗甚至切开置管术。

为确保儿童听觉语言能力的正常发展，对反复中耳积液或慢性分泌性中耳炎的儿童（常规大于4岁），行鼓膜切开置管术，在鼓膜上开一个小口，插入一根通气管，帮助液体排出，使空气进入中耳。由于儿童的特殊性，放置通气管通常需要全身麻醉。根据病情有时也可能需要同时切除腺样体，以解除咽鼓管咽口的阻塞。通气管通常在6～12个月后会自行脱落，个别通气管不易脱落掉出，医生评估后也可门诊取出。家长需要注意避免置管患耳进水，一旦有分泌物流出或者其他不适应及时就诊。因长期分泌性中耳炎而导致听力下降，幼童可能需要在医生的建议下进行适当的听力康复治疗。

此外，对于有过敏症状的人应该尽量避免接触已知的过敏原，医生可能还会建议使用免疫疗法治疗过敏。分泌性中耳炎患者发病时应避免潜水、乘高速电梯和乘坐飞机，环境压力的变化会引起耳痛和气压损伤，如果不能避免，咀嚼食物或喝水可能有助于平衡中耳的压力，对于缓解不适感有一定帮助。如果外部压力下降，比如在飞机上升时，还可以尝试张口呼吸、打哈欠、嚼口香糖或吞咽；如果外界压力增加，比如飞机在下降或潜水员潜入水下更深的地方，可以尝试捏住鼻子，闭上嘴，试着用鼻子轻轻吹气，迫使空气通过阻塞的耳咽管。

总之，分泌性中耳炎需要尽早诊断，明确病因，积极恢复咽鼓管功能。

（吴珏菁）

中耳炎是什么？如何分类

中耳炎是累及中耳（包括咽鼓管、鼓室、鼓窦及乳突气房）全部或部分结构的炎性病变，好发于儿童。

常见的中耳炎类型为分泌性中耳炎、急性化脓性中耳炎、慢性化脓性中耳炎、中耳胆脂瘤等。通常，急性期中耳炎可通过药物等保守治疗控制，经久不愈或反复发作的慢性中耳炎，则需要手术治疗。

中耳胆脂瘤是比较特殊的中耳炎，并不是真性肿瘤，主要由脱落的上皮组织组成，对周围结构特别是骨质有侵蚀破坏作用。还有非常少见的一部分为特异性炎症，例如：结核性中耳、AIDS中耳炎、梅毒性中耳炎、真菌性中耳炎、坏死性中耳炎、放射性中耳炎等。

治疗不及时的中耳炎可导致后遗疾病，如不张性/粘连性中耳炎、鼓室硬化、中耳胆固醇肉芽肿、隐匿性中耳炎等。更为严重的是，它还可能导致颅内外并发症，如耳周脓肿、内耳感染导致的迷路炎、颅内脓肿、脑膜炎、乙状窦血栓性静脉炎等，或可因颅内压增高引发脑疝，严重者或可致命。

（吴珏菁，王　璟）

什么是噪声性聋

噪声性聋多是指长期接触噪声后出现的听力下降，主要表现为进行性听力下降，常伴有耳鸣。爆震性聋又称为噪声性耳外伤，也是一种噪声性聋，它是指突然发生巨大声响引起的听觉器官急性损伤，可单侧或双耳同时发生，除了内耳感受器受损外，常伴有鼓膜破裂、中耳听骨破坏、剧烈耳鸣、耳痛等症状。

1. 噪声性聋的特点

随着社会发展，现代化设备机器的出现，人们接触到噪声的可能性越来越多，噪声性聋的发病率逐渐增高。听觉疲劳是噪声性聋的早期症状，离开嘈杂环境后听力可逐渐恢复。但如果长时间处于嘈杂环境中，听力将会出现不可逆性的永久损害。噪声引起的听力损失和耳鸣会严重影响人们的生活质量，造成很大的精神困扰。噪声性聋的发病机制复杂，目前尚未完全明确，也没有可以完全逆转这种损害的治疗方法，还需要更多的研究来探索其发病机制和治疗策略。针对噪声性聋，最重要的是有效预防，如对公众进行听力健康教育，避免接触引发损害的噪声，或接触时做好适当防护。

2. 什么样的噪声会导致听力丧失?

声音越大,越容易诱发突然的听力下降;接触噪声时间越长,特别是没有使用听力保护装置或在接触中间没让耳朵有足够休息时间时,听力下降的风险越大。

日常生活中可能会接触到的噪声有:①戴耳机听音乐,特别是在嘈杂环境中时,易将音量调到损害听觉的范围;或音量虽然尚可,但听的时间过长(如超过 1 h),随时间推移,也会损害听力。②产生噪声的生活场所:如音乐会、餐馆、酒吧、电影院等。③接触噪声的工作:如纺织厂、造船厂等机器轰鸣声或接触打靶和鞭炮的相关职业等。

3. 不同声音的强度及其对听力的影响

① 通常不会造成听力损害的声音:能听到的最柔和声音(0 dB)、正常呼吸(10 dB)、滴答声的钟表(20 dB)、低声的耳语(30 dB)、冰箱里的嗡嗡声(40 dB)、正常对话(50 dB)、空调(60 dB);

② 让人感到烦恼的声音:洗衣机、洗碗机(70 dB);

③ 让人感到烦躁的声音:城市交通,车内(80～85 dB);

④ 接触 50 min 后听力可能受损的声音:骑摩托车(95 dB);

⑤ 接触 15 min 后听力可能受损的声音:100 dB 级的汽车喇叭声;

⑥ 接触 5 min 内听力可能受损的声音:收听设备的最大音量,喧闹的娱乐场所如夜总会、酒吧和摇滚音乐会(105～110 dB);

⑦ 接触 2 min 内听力可能受损的声音:110 dB 的声音,如对

着耳朵大声喊叫或爆破音；

⑧ 接触后听力即可能受损的声音：120～150 dB 的警报器、鞭炮等。

4. 如何判别声音的安全性？

长时间内较低噪声水平的影响，也会产生与较短时间内较高噪声水平的影响。类似的伤害美国环境保护署和世界卫生组织建议环境噪声应该低于 70 dB，劳动职业保护应低于 85 dB 每周 5 天每天 8 小时或相当量，以防止噪声引起的听力损害。我们可以使用声级计或者智能手机的一些应用程序来测量自己周围的声音，避免可能的噪声损伤，以帮助促进听力健康和预防工作。

（吴珏菁，王　璟）

什么是突发性聋

突发性聋(sudden deafness)指突然发生的感音神经性听力损失，故又称突发性感音神经性聋(sudden sensorineural hearing loss, SSNHL)。通常在数分钟、数小时或 3 天之内(一般在 12 h 左右)，患者听力下降至最低点，至少在相连的 2 个频率听力下降大于 20 dB(出自 2015 年版中国指南)。至今，对 SSNHL 尚无统一的定义，近年来有人认为 SSNHL 是一个综合征，许多疾病都可以引起 SSNHL。

一夜之间失去听力听起来像是噩梦。然而，每年每 5 000 人中就有1～6人会经历这种情况。有些人可能前一天听力还好好的，一觉醒来就感觉到他们的一只耳朵已经听不清楚了。通常情况下，突发性耳聋只影响一只耳朵，偶尔也可以影响两只耳朵。其诱发因素非常多，可能是病毒感染、血液循环问题、头部外伤、自身免疫疾病等引起。在大多数情况下，突发性耳聋的病因尚不明确，只有10%的确诊患者有可以确认的病因。

所以当发现一只(或两只)耳朵突然发生听力下降，就要立刻引起重视把它当作医疗紧急情况来处理，尽快去附近医院急诊室或耳鼻喉科就诊，进行听力检查，了解听力损失的情况，排除耳垢或其他可能的原因，第一时间确诊是否存在突发性耳聋。有50%的患者在正确和及时的治疗下，听力可以恢复。最常见的治疗方法是一个疗程的口服或者静脉足量激素注射，帮助减轻肿胀和炎症。建议在最初听力丧失的2～3天内及时进行治疗，越早越好，以获得最佳可能的结果。同时辅助以可能的对症治疗，如改善循环、营养神经、抗凝等。必要时可经鼓膜穿刺向鼓室内注射激素补救治疗。

突发性聋需要与暂时性听力下降鉴别：外耳道耵聍堆积、游泳进水后、感冒后、外耳道炎或者最近接触到巨大的噪声等均会引起听力短暂性下降的情况，与突发性耳聋最初的症状似乎是一样的，所以很多人以为自己只是暂时性的听力下降并不把它当回事去积极就诊，往往等待很长时间后发现听力好不了，严重者影响生活质量才开始去治疗，已错过最佳治疗期这可能会导致永久性的听力损失。因此，认真对待突发的听力损失是至关重要的，有时只是耽误两周的时间也可能降低受影响的耳朵听力恢复的概率。大家要记住:突聋的黄金治疗期在3天内,有效治疗期在30天内。

因为突发性耳聋的病因尚不清楚使得预防突聋的发生相当困难,我们保护听力的最好方法首先是在工作时和嘈杂的环境中保护好自己的听力;另外可以根据自己的年龄,每两到五年去医院进行一次听力测试并保存好听力记录。如果有感冒、鼻窦感染一定要尽早治疗;定期检查血压,避免高血压会间接导致听力下降;最后,保持健康的饮食和体重,积极锻炼,预防感冒或其他病毒感染等,不要吸烟,保证充足的睡眠。

(吴珏菁)

什么是药物性聋

药物中毒性耳聋是指使用某些药物或人体接触某些化学制剂所引起的听力下降、眩晕甚至全聋。

1. 为什么会产生药物性聋?

除了年龄增长、噪声之外,一些特殊药物也可以引起听力损失。许多导致听力下降的药物直接损伤内耳毛细胞或位听神经,导致感音神经性聋。药物耳毒性取决于接触剂量和持续时间以及个体易感性。有的药物即使已经停止用药,听力损失也会继续加重。有些滴耳液含有耳毒性物质,如果用于鼓膜穿孔的患者,耳毒性物质可能会进入内耳,增加听力损失的风险。

其中最值得关注的药物是那些用于化疗的药物，如埃洛西坦（奥沙利铂）、氮芥、卡铂和顺铂等，像卡铂、顺铂这样的铂醇类药物可能会在50%的使用者中引起耳毒性症状，因为这些药物会攻击快速复制的细胞，虽然主要针对癌细胞，但是也会损害其他快速复制的细胞，包括放大声波的听觉毛细胞。

已知有600多种药物具有耳毒性作用，除化疗药外，其他常见可能产生耳毒性的包括：①氨基糖苷类抗生素，如阿米卡星、链霉素、庆大霉素、卡那霉素、奈替米星和妥布霉素（妥布霉素）；②非氨基糖苷类抗生素，如红霉素和万古霉素；③利尿剂，如布美他尼、速尿（呋塞米）；④水杨酸盐类药物，如阿司匹林；⑤氯喹和奎宁。氨基糖苷类和非氨基糖苷类抗生素可导致近25%的使用者出现耳毒性听力障碍，近10%的使用者出现前庭功能障碍。利尿剂和水杨酸盐会影响大约1%的服用者，通常是老年人。

此外在怀孕期间暴露于化疗药物、氨基糖苷类和一些利尿剂不仅会影响母亲，还可能导致胎儿的听力障碍。

除了药物本身之外，还有哪些其他因素可能加重耳毒性风险的出现：①年纪多大（儿童和老人风险最大）？②吃了多少药（剂量）？③吃了多久的药？④是否肾功能下降，使药物积聚，难从体内排除？⑤是否有药物性聋家族史？⑥是否同时服用一种以上的耳毒性药物？⑦以前有没有头颈部放疗（化疗药物）或原有听力损失（尤其是感音神经性听力损失）？⑧患者的基因特点是否更容易受到耳毒性药物的影响？比如氨基糖苷类抗生素耳毒性通常是家族遗传的。还有一些基因突变与本身与耳毒性关系不大，但它们似乎可以减缓某些药物尤其是化疗药物的代谢速度，从而加重药物性聋。

为什么我们说老年人的风险更大，主要是老年人已经有年龄相关性听力损失，耳毒性的症状可能被忽略或仅仅归因于年龄增长。同样的情况也可能发生在婴儿和儿童身上，他们的渐进性听力丧失可能直到变得严重时才被发现。因为高频通常是最先受到影响的，人们甚至可能不会注意到他们的听力受损，直到低频也受到影响。

2. 耳毒性的症状有哪些？

根据受到影响的部位有所不同，耳毒性的症状可能包括：①头晕；②步态不稳定；③运动的协调性下降；④眩晕（运动的错觉或者幻觉）；⑤振荡视觉（物体似乎在跳跃或振动）；⑥耳闷（有东西塞进耳朵的感觉或者耳朵进水的感觉）；⑦耳鸣；⑧听觉敏感（对其他人感觉是正常音量或频率的声音产生不舒适的感觉）；⑨单耳或双耳听力下降等。

耳毒性症状根据所涉及的药物和其他因素（比如肾功能等）可能迅速发展，也可能会在几个月后出现。耳毒性在早期常常被忽视，因为它可能与其他疾病相混淆。耳塞的感觉可能会被误认为是感冒，而突然的头晕或眩晕会被误认为是低血压或者高血压。

3. 怎样诊断是不是发生了药物性耳聋？

听力测试是诊断药物性耳聋的唯一方法。那么如果发现自己有耳毒性的一些症状，需要及时去医院就诊，由医生判断是否出现药物性聋。如果使用了耳毒性药物，需要定期（在治疗开始时、治疗期间和治疗结束后）进行听力检查，可以帮助及时发现和判断耳毒性损伤。

4. 如何预防与药物有关的耳部疾病?

因为耳毒性听力丧失有时是不可逆转的,所以在听力严重受损之前,应尽一切努力防止内耳损伤。①有耳毒性家族史或遗传倾向的人应尽量避免使用耳毒性药物,临床上应该开具耳毒性药物的最低有效剂量,并且应该密切监测剂量(例如,在可能的情况下,通过验血测量血液中的药物水平)。②在使用耳毒性药物治疗之前,应该测量听力,并在治疗期间进行听力监测,因为症状是药物已造成损害的晚期警告信号。③为防止对胎儿造成伤害,孕妇应避免服用具有耳毒性的抗生素。④老年人和有听力损失的人如果有其他有效的药物替代,不应使用耳毒性药物进行治疗。⑤当发现有耳毒性损伤时,医生会及时停止给药(除非正在治疗的疾病危及生命,而且没有其他替代方法),并积极治疗,听力或平衡功能有可能会部分恢复。

(吴珏菁)

药物性聋——灵药也可能是毒药吗

凡事都有两面性。我们的内耳器官是声音以及平衡信息的关键器官,它是极其灵敏又极其脆弱的。某些药物或化学制剂可以治病,但同时也可能致病,对我们的内耳器官造成损害,导致耳聋,称为药物性聋。这些药物与化学制品无论全身或局部以任何方式应用或接触,均有可能经血循环、脑脊液或圆窗膜等途径直接或间接进入内耳。孕妇用药后还可以经过胎盘进入胎儿体内损害听觉系统。

已知的耳毒性药物有上百种,耳毒性的发生通常取决于药物本身的毒性、使用剂量及疗程,个体的易感性也不容忽视,已经发现有某种线粒体基因突变的人群,使用氨基糖甙类抗生素后极易导致听损,甚至一针致聋。目前,对氨基糖甙类抗生素(如庆大霉素、链霉素、卡那霉素等)致聋机制的研究比较深入,早年此类抗生素的广泛使用,导致不少耳毒性聋的发生。随着科技的进步,不良反应更小的抗生素的问世,加上民众认知的提高,这类药物造成的耳毒性比例下降。

但是,耳毒性药物的种类非常广泛,水杨酸类药物(阿司匹林等解热镇痛药)、利尿剂[利尿酸(依他尼酸)和速尿(呋塞米)]、某些抗高血压药物、抗肿瘤药物(如长春新碱、铂类等)等均有一定的耳毒性。部分药物耳鸣等症状产生后立即停药,会慢慢恢复,但某些药物会造成不可逆的损伤(如氨基糖甙类、铂类等抗肿瘤药物)。

药物性聋的诊断建立在明确的耳毒性药物应用史上,症状和体征并不典型。症状可出现于用药期或用药后数周至数月。初期表现为高音调耳鸣,随后慢慢出现听觉过敏或者听力继续下降,一般为双耳发病,少数患者会出现眩晕、平衡障碍等现象。纯音测听检查发现,听力损伤最初表现为高频,然后慢慢累及中频,呈下降型听力曲线,多为双侧对称性。前庭功能表现为单侧或双侧功能减退。

药物性聋一旦出现,没有有效的药物可以逆转。所以,预防是重中之重。首先尽量避免使用,在不影响疗效的基础上尽量用非耳毒性药物替代,对婴幼儿、孕妇、肾功能不良、老人等特定人群要慎用。如果某些疾病必须使用耳毒性药物,如结核病、肿瘤化疗等,一定要做好监控,关注患者的听力和前庭反应,不过量使用,不盲目地长疗程使用,尽量避免两种耳毒性药物联合使用。当然,重要脏器的治疗为大,一旦不可避免地受损,出现听力障碍,可以考虑佩戴助听器。

(赵　晖)

梅尼埃病也会有耳聋耳鸣吗

梅尼埃病(Meniere's disease, MD)是病因不明的,以内耳膜迷路积水为主要病理特征的内耳疾病,它的主要临床症状有反复发作的眩晕、波动性听力下降、耳鸣及耳闷胀感为特征的耳源性眩晕疾病。梅尼埃病的诱发原因很多。很多患者发病前或有工作紧张、过度疲劳的经历,或有生气、急躁、焦虑不安的病史,或与月经周期等因素有关。随着社会的不断进步,人们的工作和生活节奏越来越快,梅尼埃病的发病率有上升的趋势。

可能很多人会觉得奇怪,为什么耳朵的疾病会产生头晕。这是因为在我们的内耳结构中包括耳蜗、半规管和前庭,其中前庭和半规管能感受人的运动,和视觉、本体感觉一起维持身体平衡,也是人身体重要的平衡器官。

1. **梅尼埃病的症状**

梅尼埃病有4个主要的症状：眩晕、听力下降、耳鸣及耳闷胀感。①眩晕：多为突然发生的剧烈的旋转性眩晕。患者感到自身或周围的物体沿一定的方向和一定的平面剧烈旋转，以至必须闭目卧倒才能防止因平衡失调而摔倒，并减轻恐惧心理。有的患者感觉身体左右摇晃、上下升降、漂浮。常伴恶心、呕吐、面色苍白、出冷汗、血压下降等自主神经反射症状。头部的任何运动都可以使眩晕加重。患者意识始终清楚，个别患者即使突然摔倒，也保持着清醒状态。眩晕持续时间多为数10 min至数小时，最长者不超过72 h。眩晕发作后可转入间歇期，症状消失，间歇期长短因人而异，数日到数年不等。眩晕可反复发作，同一患者每次发作的持续时间和严重程度不尽相同，不同患者之间亦不相同。且眩晕发作次数越多，每次发作持续时间越长，间歇期越短。②听力下降：耳聋早期多为低频(125～500 Hz)下降的感音神经性聋，可为波动性，发作期听力下降，而间歇期可部分或完全恢复。随着病情发展，听力损失可逐渐加重，逐渐出现高频(2～8 kHz)听力下降。本病还可出现一种特殊的听力改变现象：复听现象，即患耳与健耳对同一纯音可听成两个不同的音调和音色的声音。或诉听声时带有尾音。③耳鸣：耳鸣可能是本病最早的症状，初期可表现为持续性的低调吹风样，晚期可出现多种音调的嘈杂声，如铃声、蝉鸣声、风吹声等。耳鸣可在眩晕发作前突然出现或加重。间歇期耳鸣消失，久病患者耳鸣可持续存在。少数患者可有双侧耳鸣。④耳闷胀感：眩晕发作期，患耳可出现耳内胀满感、压迫感、沉重感。少数患者诉患耳轻度疼痛，耳痒感。

2. 梅尼埃病的诊断

2 次或 2 次以上眩晕发作，每次持续 20 min 至 12 h。

病程中至少有一次听力学检查证实患耳有低到中频的感音神经性听力下降。

患耳有波动性听力下降、耳鸣和(或)耳闷胀感。

排除其他疾病引起的眩晕，如前庭性偏头痛、突发性聋、良性阵发性位置性眩晕、迷路炎、前庭神经炎、前庭阵发症、药物中毒性眩晕、后循环缺血、颅内占位性病变等；此外，还需要排除继发性膜迷路积水。

注意：(1)梅尼埃病的诊断和鉴别诊断必须依据完整翔实的病史调查和必要的听觉和平衡功能检查、影像学检查等；(2)如梅尼埃病患者合并其他不同类型的眩晕疾病，则需分别做出多个眩晕疾病的诊断；(3)部分患者的耳蜗症状和前庭症状不是同时出现，中间有可能间隔数月至数年。

3. 梅尼埃病的预后

没有一种经过证实的方法可以阻止梅尼埃病引起的听力损失。大多数人在 10～15 年内会有中度到严重的不可逆的听力损失。

4. 梅尼埃病的治疗

由于无法明确梅尼埃病的发病原因，因此其治疗的目的主要为减少或者控制眩晕发作，同时保护好听力，减轻耳鸣和耳闷胀感。其主要治疗手段为药物治疗，如药物治疗无效，可考虑手术治疗。同时辅以助听器、前庭功能康复训练，以保证患者的基本生活，进一步提高他们的生活质量。

(1) 通过限制盐、酒精、咖啡因和服用利尿剂来预防发作

遵循低盐饮食,避免酒精和咖啡因,服用利尿剂(如氢氯噻嗪或乙酰唑胺等药物,可增加尿的排泄)可能会降低大多数梅尼埃病患者眩晕发作的频率。然而,治疗可能无法阻止听力损失逐渐加重。

(2) 药物辅助治疗:口服药物可暂时缓解眩晕以及恶心和呕吐。药物不能帮助预防发作,因此不应定期服用,而只能在急性眩晕期服用。为了缓解症状,一些医生还会嘱咐患者口服强的松(泼尼松)等皮质类固醇,有时也会经鼓膜注射皮质类固醇地塞米松。某些用于预防偏头痛的药物也对梅尼埃病患者有益。

(3) 梅尼埃病的侵入性治疗:尽管接受了药物治疗,但因频繁发作的眩晕而无法耐受的患者,可行侵入性治疗,如注射耳毒性药物庆大霉素等或行手术治疗。手术的目的是减少内耳内的流体压力,或者破坏负责平衡功能的内耳结构。破坏性最小的手术称为内淋巴囊减压术。在这个过程中,覆盖在内淋巴囊上的骨头被暴露出来,并在内淋巴囊放置一薄层柔性塑料材料。这个过程不会影响人们的平衡,也很少损害听力。

如果内淋巴囊减压失败,医生可能需要破坏引起症状的内耳前庭器官,通过鼓膜向中耳注射庆大霉素溶液。庆大霉素在影响听力之前可有选择性地破坏平衡功能,但仍有引起听力丧失的风险。如果医生只注射一次庆大霉素,并在 4 周后再注射,则听力损失的风险较低。

尽管有这些治疗,但仍有频繁、严重发作的人可能需要接受创伤性更大的外科手术。切断前庭神经(前庭神经切除术)可永

久性地破坏了内耳感受平衡的能力，通常保留听力，并成功地缓解了约95%的人的眩晕。这种手术通常适用于那些在内淋巴囊减压后症状仍未减轻的人，或者那些不想再经历眩晕的人。

最后，当眩晕症患者已丧失听力或听力恶化时，可以通过一种称为迷路切除的手术将半规管切除。在这些病例中，有时可以通过植入人工耳蜗来重建听力。

（吴珏菁）

什么是听神经瘤

听神经瘤起源于前庭神经的鞘膜细胞，也称为前庭神经鞘膜瘤，是常见的颅内良性肿瘤，位于蛛网膜下腔内，由内听道向桥小脑角发展，占颅内肿瘤的7%～12%和桥小脑角肿瘤的80%～95%，发病率为2～20人/百万人年。肿瘤起源的前庭神经(传递内耳前庭和半规管的信息给平衡中枢)是第八对颅神经前庭耳蜗神经的一个分支。另一个分支是耳蜗神经，将声音信号传送到大脑。随着肿瘤生长和压迫听神经，可使患耳听力逐渐丧失，因此被称为听神经瘤。

听神经瘤是一种良性肿瘤，通常生长缓慢，但如果不进行治疗，它可能会影响重要的大脑结构，甚至会危及生命。听神经瘤以神经鞘膜细胞的形式生长，并围绕在神经细胞周围。初期听神经瘤太小，不会引起任何体征和症状。但随着瘤体的生长，它会影响耳蜗神经和前庭神经，通常会导致单侧或不对称听力丧失、耳鸣、眩晕或者失去平衡等；到后期它会干扰面部感觉神经（三叉神经），导致面部麻木；它还会影响面神经（支配面部肌肉），导致肿瘤一侧的面神经无力或瘫痪；如果肿瘤变大，它最终会压迫附近的脑部结构（如脑干和小脑），危及生命。

1. 如何诊断听神经瘤？

因为听神经瘤很难在初期被发现，在日常生活中如果我们发现自己出现了：①一只耳朵逐渐丧失听力；②单侧耳鸣；③反复并且渐渐加重的头痛；④耳闷胀感或堵塞感；⑤耳朵反复疼痛；⑥不平衡感，尤其快速转身时不平衡或不稳定等。这些可能是听神经瘤的初期表现，需要及时去医院，详细地进行耳部检查、听力测试、平衡测试以及磁共振成像（MRI）等。听力测试包括纯音听阈测试、声导抗（测试声音通过鼓膜和中耳的能力）和听觉脑干反应测试（测量耳朵中的声音信号在脑干中产生的神经电信号）。磁共振成像（MRI）扫描是早期发现听神经瘤的关键检查，有助于确定肿瘤的位置和大小，判断是否需要手术进行切除。

2. 怎么治疗听神经瘤？

早期诊断是预防严重后果的关键，处理前庭神经鞘瘤有三种选择。

(1) 手术切除

具体的手术类型取决于肿瘤的大小和受损耳朵的听力水平：①如果肿瘤很小，则可能保留听力，并可通过切除肿瘤来改善伴随症状，以防止其对耳蜗神经的进一步影响。②随着肿瘤的增大，手术切除变得更加复杂，因为肿瘤可能损害了控制面部运动、听力和平衡的神经，也可能影响到大脑的其他神经和结构。此时切除肿瘤有时会使神经受损导致患者的听力、平衡、面部运动相关症状恶化。

(2) 放射治疗

作为传统外科手术技术的一种替代方法，放射手术(也就是放疗——伽马刀)可以用来缩小肿瘤的大小或限制肿瘤的生长。放疗是老年患者、健康状况不佳的患者、双侧前庭神经鞘瘤患者或肿瘤影响其唯一听力耳的患者推荐的选择。

(3) 定期随访

听神经瘤是良性肿瘤，其特点生长缓慢，当肿瘤很小且不生长时，也可通过磁共振成像(MRI)扫描来定期对肿瘤的生长情况进行检测。

3. 单侧和双侧听神经瘤有什么区别?

单侧听神经瘤只累及一侧耳朵，约占颅骨内所有肿瘤的8%，每年大约每10万人中就有1人患听神经瘤。症状可在任何年龄出现，但通常发生在30～60岁之间。大多数单侧听神经瘤不是遗传的，是偶发的。

而双侧听神经瘤影响双侧的第八对颅神经，通常与Ⅱ型神经纤维瘤病这种显性遗传性疾病有关，患者有50%的概率从父母那里遗传这种疾病。也有患者在他们的家庭中首次出现，可能是基因突变等原因造成。遗传性听神经瘤患者与那些散发的患有单侧听神经瘤的人不同，研究发现他们在青少年或年轻时期就出现症状。此外，遗传性听神经瘤患者还会发展成多发性脑和脊髓相关肿瘤。他们可能发展为对吞咽、语言、眼睛、面部运动和面部感觉相关的神经肿瘤疾病。与决定如何治疗单侧听神经瘤相比，确定双侧听神经瘤以及其他神经、大脑和脊髓肿瘤的最佳治疗方法更为复杂。针对每个不同的患者医生需要制定个性化的治疗方案。

（吴珏菁）

什么是听神经病

听神经病是一种有特殊临床表现的听力损失，最典型的特点是能听到声音但听不清楚，患者一般是小儿或者青少年。

1. 为什么会“听不清”？

外界的声音能被听到、听清并听懂靠我们听觉系统来完成：外耳、中耳是一个非常精密的机械装置，将声音几乎没有任何能量和信息损失地传到内耳，能让我们“听到”；内耳听神经和听觉中枢则负责“听清并听懂”，我们内耳到大脑的相关机械换电及电传输整合装置完成的这个过程简直可以用精致到优雅来形容。

人们对听神经的认识有个逐渐递进的过程。早期，学者们借助听性脑干反应、耳声发射等检测技术，认为听神经本身病变影响了同步性放电，会出现听得到但是听不清的现象，20 世纪 90 年代学者首次提出了“听神经病”的概念。随着基因检测及分子遗传学的发展，人类对此病的了解上了一个台阶，渐渐认识到听神经前后的结构出现障碍都会有这种听得到但是听不清的现象，遂提出此病是一类谱系障碍。

2. 怎么判断得了“听神经病”？

临床表现为：①患者述双耳听不清说话声，言语交流困难。②主客观分离：主观测听的纯音测试及言语测试结果为轻中度感音神经性聋(有个体差异，听力图低频的感音神经性聋多见)；客观测听的 ABR 测试一般无法引出明确波型；同时客观测听的耳声发射为正常或轻度异常。③言语识别损失大于听力损失。④少数伴有耳鸣。一般自幼起病，无耳毒性药物及噪声接触史，可有耳聋家族史。

患者的听觉时域处理功能下降，属于 WHO 罕见病范畴。出现上述症状的患者，要追溯其出生有无异常状况，如缺氧、早产、高胆红素血症等，有无伴其他神经系统的异常表现，同时要问清家族中的耳聋史。后续的评估包括详细的听力学检测、影像学和基因学检测等，目的是明确诊断，并帮助精确定位，从而为之后的治疗干预奠定基础。

目前临床上使用的诊断标准为：①毛细胞(感受声音)的功能正常——耳声发射(OAE)和(或)耳蜗微音器电位(CM)可引出；②听神经功能异常——听性脑干反应(ABR)异常或全部消失，同时可伴有中枢或周围神经病变。

3. 听神经病有治吗？

该病目前没有明确有效的药物，也无法手术根治。助听器类似于扩音器，对此病的帮助有限。人工耳蜗可以将声音转换成一定编码形式的电信号，直接兴奋听觉系统，对病变位于听神经之前部位的突触前型，效果良好；但如果是累及听神经的突触后型,效果因人而异,总体预后差于前者。目前已处于临床试验阶段的脑干听觉植入术,对耳蜗植入无效的听神经病患者,有一定的治疗效果和未来治疗前景。

(赵　晖)

什么是耳硬化症

我们人类的听觉系统是一个高效精密的机电转换器:各种声音通过声波的形式被我们的耳廓收集,通过外耳道到达鼓膜,引起鼓膜—听骨链的机械振动,而听骨链终端的听小骨——镫骨,顾名思义,类似于马镫,其底部足板通过一层膜(前庭窗膜)与内耳相连,镫骨底板活塞式的运动,牵动前庭窗膜,引起内耳外淋巴的液波振动,这个振动带动基底膜振动,刺激基底膜上的听觉毛细胞,产生生物电,生成神经冲动,传递到大脑听觉中枢,从而产生听觉。这个声音传播通路,是我们人类最常用的空气传导通路。通路的前半段涉及外耳和中耳,从耳廓开始,到镫骨底板为止,其间任何结构异常,都可能会造成听力下降,出现传导性聋,也就是声音传递的"道路"出了问题,大多可以通过"道路维修"来提高听力。其中镫骨底板是位于中耳和内耳间的重要结构,有一种病——耳硬化症多是此处出了问题。

耳硬化症病因不明,好发于白种人,青壮年多见,我国发病率低。女性稍高于男性,部分有家族史。是一种由于内耳骨迷路骨质重塑异常导致的以进行性听力下降为主要表现的耳部疾病。病灶最初最多见于镫骨底板附近的结构，可以双耳同时或先后发病。早期呈现低频区传导性聋的表现，可以在纯音测听骨导 2 000 Hz 处下降，出现切迹样表现(称为卡氏切迹)。随着病情进展，出现典型的传导性聋，此时部分患者有自听增强现象，有的在嘈杂环境下反而觉得听力改善(称为韦氏误听)，这点跟感音神经性聋在嘈杂环境下更不易听清有明显区别。病情进一步发展，病灶累及内耳部分的结构(蜗窗、蜗管、半规管、内听道等)会出现感音神经性聋或眩晕，这时就真的听不清了。

当然，病情的进展并非那么泾渭分明，可以出现仅镫骨底板病变发生的情况(称为镫骨型耳硬化症)，也可以出现仅内耳迷路病变发生的情况(称为耳蜗型耳硬化症，非常罕见，约占 3%)，多数可以出现镫骨底板病变和内耳迷路病变同时发生的情况。病情影响的部位，早期病变 CT 往往并不能反映出来，此时的诊断，往往更依赖于患者不那么典型的主诉和症状，以及听力图上并不那么明显的异常表现，还有接诊医生的经验；后期薄层 CT 平扫往往可以明确病变部位和范围，最终确诊。

耳硬化症未累及内耳时，利用手术改善听力是主要选项，但若不想手术，助听器也可以帮助聆听。治疗的目的是最大程度地改善听力，提高患者生活质量，但无法阻止耳硬化症的病程进展，因此目前不能彻底治愈耳硬化症。对于晚期耳硬化的患者，听力为极重度听力下降，助听器效果不佳者，可行人工耳蜗植入。

(赵　晖)

什么是先天性聋及遗传性聋

妈妈爸爸听力都差,会不会遗传给孩子?妈妈和爸爸的听力都正常,为什么也会生出听力损失的宝宝?这些都是和遗传性聋相关的常见问题。

很多人认为遗传性聋就是先天性聋,其实两者并不完全相同。

出生时就有的听力下降即先天性聋,可以通过新生儿听力筛查发现,早期发现早期干预,可以防止患儿语言和智力发育迟缓,尽量减轻对生活和社会交流的影响,因此听力筛查意义重大。

先天性聋可能与环境和遗传两方面有关。在贫困地区或贫困年代,先天性感染,特别是巨细胞病毒,是新生儿听力损失的一个常见危险因素。怀孕时母亲的病毒感染、营养问题、出生时缺氧、黄疸等都可能引起新生儿出生后的听力损失。这些都不是从父母遗传得来的,也不会遗传给后代,因此不属于遗传性聋。如果新生儿自己个体发生了耳聋基因突变,这种情况尽管不是从父母遗传来的,却有可能会遗传给下一代,所以也属于遗传性聋范畴。若父母均为耳聋基因同一突变的携带者,即使父母都没有听力异常,出生后患儿也有 1/4 的可能有遗传性聋的表现;同一父母没有耳聋的宝宝,还有 1/2 的可能性成为该耳聋基因的携带者,再继续将这一耳聋可能性遗传给孙代。这就是听力都正常的父母，生出来的宝宝却有听力损失的原因。

那么若父母有听力损失，孩子一定有听力损失吗？首先要确定父母的听力损失类型。

第一种听力损失为隐性遗传，也就是两条染色体上的来自父母的等位基因都是致聋基因，才会表现出耳聋的症状。如前所述，听力正常的父母是同一隐性耳聋基因的携带者，他们的子女成为同样听力正常的隐形携带者的可能性是50%，而成为耳聋患儿和正常人的可能性各为25%。这种隐性突变尽管携带者多不发病，但占到了单基因遗传聋的80%。

第二种遗传性听力损失呈现显性遗传，也就是只要有来自父母一方的一条染色体上携带致病基因，就会出现耳聋，也会以同样的方式遗传给下一代。

还有存在于性染色体上的耳聋基因。母亲有两条x染色体，父亲的性染色体是x加y。如果是x染色体显性遗传，母亲是耳聋患者，则有50%的可能传递给下一代子女且发病；父亲是耳聋者，则儿子正常，但女儿一定会耳聋。如果是x染色体隐性遗传，一方耳聋，则子女有50%的可能成为携带者。

线粒体遗传性聋来源于母亲，女性则一定会遗传给下一代，男性的子女不会发病。

遗传性耳聋倾向的父母，例如对氨基糖苷类药物耳毒性敏感，则要禁止接触该类药物，可防止子女耳聋的发生。例如前庭导水管扩大的遗传疾病，则要注意减少头部撞击等运动，延缓耳聋的发生。

还有一些迟发性遗传性聋，基本的遗传方式也是遵循显性、隐性遗传的方式，只是发病时间会延迟。

（丛　宁）

什么是大前庭导水管综合征

大前庭导水管综合征(large vestibular aqueduct syndrome, LVAS)，是儿童听力杀手之一，会导致儿童感音性耳聋，并且呈波动性渐进性下降，它是一种比较常见的先天性内耳畸形，发病率占先天性内耳畸形的30%以上。临床上LVAS患者可能不仅仅只伴有听力障碍，有时还伴有耳鸣、眩晕和平衡障碍等。

对儿童听力有着如此大的伤害，并且有着如此高的发病率，那么究竟什么是LVAS呢？LVAS是由国外学者于1978年首次提出的，他们通过研究大量的颞骨放射学检查后定义为前庭水管直径扩大至1.5 mm以上并且伴有感音神经性听力损失等症状的患者称为LVAS。

1. 前庭导水管是什么？

它位于我们身体的哪个部位？前庭导水管，是位于内耳后外侧的一微小骨性管道，从前庭延伸到颞骨岩部，里面有内淋巴管包裹着内淋巴液。前庭水管的发生发育与内淋巴管密切相关，一般于胚胎第四周开始发生，大约在出生后3年发育成熟，胚胎早期时内淋巴管比较宽短直，随着发育而逐渐变细变长，呈倒

"J"字形。正常情况下,人的前庭导水管的直径在0.4～1 mm之间,分为近段和远段,两段的连接处最为狭窄,并且构成90°～135°的夹角。近段较短,开口于前庭的内侧壁,向后上方延伸。远段较长,并且从上到下逐渐增宽,末端为外口。前庭导水管主要作用是连接骨性前庭和后颅窝,维持内淋巴液的流动和正常代谢。

2. 前庭导水管怎么会变为大前庭导水管的呢?

一部分学者认为,胚胎发育时期,或者出生后一段时间内,前庭导水管的发生发育受到影响,保持宽大状态,出生后即可能形成大前庭导水管。学者们提出了多种学说,例如胚胎时期前庭发育畸变学说、内淋巴管发育学说、妊娠期母体病毒感染学说等。还有一部分学者认为,LVAS与遗传因素相关,属于常染色体隐性遗传病或者X连锁遗传病。通常都认为是SLC26A4的基因突变,SLC26A4基因与Pendred综合征(耳聋-甲状腺肿综合征)的致病基因相同,所以又叫Pendred综合征相关基因,位于人类染色体7q31区域,含有21个外显子,编码的蛋白Pendrin是一种跨膜蛋白。当SLC26A4基因发生突变后,其编码的突变体蛋白并不能够到达细胞膜,而是留在了细胞质内,影响氯离子转运,导致内淋巴液的产生与吸收的平衡遭到破坏,可能会引起大前庭导水管。

3. 大前庭导水管如何引起儿童听力障碍的呢?

大部分患有LVAS的儿童会存在不同程度的感音性耳聋,少数患者表现为混合性耳聋,双侧发病多于单侧。患儿出生时听力可能是正常的,语言发育也有可能是正常的,所以容易被家长忽视。但此病从出生至青春期任何时期都可发病，可以是突然发病，也可以是隐匿发病，头部外伤、感冒以及颅内压增高可以是发病的诱因。那么LVAS患儿仅仅是头部受点外伤是如何导致听力下降的呢？正常情况下，当头部外伤引起颅内压迅速发生改变时，狭长的前庭导水管和耳蜗导水管可以起到缓冲作用，维持正常的内耳状态。但是当前庭导水管发生明显扩大并且耳蜗导水管正常时，头部外伤引起脑脊液的压力发生迅速波动，经过明显扩大的前庭导水管直接传到内耳，这时可能会引起膜迷路损伤或者耳蜗瘘管。此外，脑脊液压力突然波动，也会引起内淋巴囊中高渗液体发生反流，当高渗液体流入耳蜗底转，可引起底转感音神经性聋。所以一些明确诊断为LVAS的患儿，并且听力较好时，生活中要采取适当的监护措施防止头部外伤，来保护残余听力。还有LVAS患者SLC26A4基因发生突变时，突变体蛋白会引起氯离子转运障碍，导致内淋巴液平衡，也会影响听觉功能。

LVAS主要表现为婴幼儿或者儿童时期的听力障碍，有家族发病的倾向，所以对于婴幼儿或者儿童期的不明原因的听力减退，一定要注意常规行内耳CT检查以排除LVAS。LVAS的保守治疗主要针对突发性听力减退进行处理，如果听力下降时间较久，而且助听器效果欠佳，可以考虑电子耳蜗植入术。

（周玉娟）

自身免疫病也会影响耳朵吗

1. 自身免疫病是什么？

免疫系统是人体的卫士，能认清“敌我”，消灭来自外界的有害物质和病菌，同时能清除来自自身的老化和异常的细胞，使机体达到一个健康的稳态。但是，某些情况下，会出现反应过度的情况，或者“敌我不分”，把身体的正常成分当成外来物质来攻击，这时就产生了自身免疫性疾病。

自身免疫病可以累及一个局部器官，如影响甲状腺组织的原发性甲状腺功能亢进（Graves 病），影响血液系统的特发性血小板减少性紫癜，影响神经系统的重症肌无力等；也可以累及多种器官组织，后者常见的有类风湿关节炎、系统性红斑狼疮、干燥综合征等。

2. 内耳也会得自身免疫病吗？

目前的答案是肯定的，但确切的机制尚不清楚。内耳免疫病通常以两种形式出现：一种是全身性自身免疫病累及内耳造成损伤。我们内耳的血管纹结构类似于肾小球的毛细血管，此处进行物质交换，故而血流缓慢，全身性自身免疫病如红斑狼疮等形成的免疫复合物容易在此沉积，造成内耳继发性损伤。临床上，自身免疫性疾病患者在进展期会出现听力的下降，可能就是这个原因。另一种是原发于内耳器官的自身免疫性内耳病，这种情况比较复杂。目前的研究认为，内淋巴囊是内耳处理抗原和产生免疫反应的主要部位，该处的毛细血管是有孔型的，循环中的免疫细胞和抗体可以滤过进入此处，正常情况下有保护作用，但过度免疫会造成内耳损伤。在某种外界因素如外伤、手术情况下，内耳的血迷路屏障破坏，内耳隐蔽抗原暴露，或者物理化学或生物学因素作用下内耳原本的正常组织抗原异常，均会被人类的免疫器官认为是“异己分子”加以清除，继而造成免疫损伤。

3. 怎么判断得了自身免疫性内耳病?

此病的发病机制复杂，听力多为非特异性表现，实验室检查结果也缺乏灵敏性和特异性，所以诊断极具挑战性。

对短期内(数周、数月)单耳或双耳进行性、波动性听力下降，在除外其他可能的内耳病情况下，要考虑此病的可能。如果患者合并有全身自身免疫性疾病，诊断相对来说不困难，但对原发于内耳的自身免疫性耳病，首次很难得出明确诊断。在怀疑此病的情况下给予激素诊断性治疗且治疗有效(①用药后症状改善，停药后恶化，再用药又改善；②药物减量时症状恶化，加量改善)，自身免疫性内耳病诊断可以成立。

目前，自身免疫性内耳病的治疗主要是激素，若控制不好的情况下可以加用免疫抑制剂，目的是控制患者过度的免疫反应。

（赵　晖）

什么是伪聋

伪聋即装聋，听觉系统没有器质性病变，听力正常但是伪装自己有听力的损伤；或者听力损伤不严重却伪装自己有严重的听力下降。

伪聋不同于功能性聋。功能性聋又称精神性耳聋或癔症性耳聋，和伪聋一样属非器质性耳聋，常由精神心理受创伤引起。表现为单侧或双侧听力突然严重丧失；无耳鸣和眩晕；说话的音调与强弱不变；多有缄默、四肢震颤麻木、过度凝视等癔症症状；反复测听结果变异较大，无响度重振和镫骨肌反射异常；言语接受阈和识别率较低。而伪聋者并无精神心理创伤，是明知自己听力正常，因有所企图故意伪装耳聋，在工伤或是其他纠纷进行医疗鉴定、评残者中相对多见，同样有反复测听结果变异较大、无响度重振和镫骨肌反射异常，但是没有癔症的症状。此外，有些孩子也可能会伪装听力障碍，作为学习成绩差的借口，或是转移家庭矛盾等。儿童伪聋并不少见，应引起重视。

伪聋的诊断过程中，听力检查是必需的，有助于识别伪聋。

首先，最常做的是主观测听——纯音测听检查。在测试过程中，伪聋患者明明听得到声音却故意装作听不见，不给反应，主观测听结果多为一侧耳全聋或者极重度聋，另一侧耳听力正常，因为单耳耳聋的伪装最为容易。伪聋的另一特征是测试间的可重复性很差。当怀疑测试结果欠准时，听力师会多次重复检测,以便从结果中发现问题。

除了主观测听,临床上还有很多客观听力检查方法。在声导抗测试中,镫骨肌声反射阈对伪聋诊断的价值很大,不仅可以对伪聋定性,还可以预估实际听阈。因为镫骨肌声反射阈通俗地说就是强声自我保护,一般只有超过了真实听阈的 50～60 dB 才会被听觉中枢判断为强声,需要自我保护,比如一个在 85 dB 就出现镫骨肌反射的人,很可能他的听阈在 25～35 dB,如果他在给强声后能诱发出镫骨肌反射,但还说听不见,那就有伪聋或者精神性聋的可能,可以再通过其他的电生理方法检测真实的听阈,比如听觉脑干诱发电位、多频稳态检查等,这些检查不需要受试者配合,因此可以客观地反映出患者真正的听阈状况。

（余　菁）

儿童耳聋的常见疾病有哪些

儿童体格、智力发育都还没有成熟,不能清楚及时地用言语表述耳朵出现的问题,当有听力下降时,容易延误治疗,有的还会造成终身残疾,因此家长们一定要注意儿童的异常变化,预防一些常见疾病造成的儿童耳聋。

作为家长,应该知道婴幼儿的听力和说话正常的发育过程。正常新生儿生后即应有听觉;婴儿 4 个月就有寻找声源的能力;6～9 个月的婴儿可以控制自己头颈部活动,会把头转向说话的人，寻找上方和下方的声音来源；9～11个月叫名字可有反应；1～2岁的幼儿听觉能力已经基本接近成人听力水平，能听懂简单说话的意思，并能够完成他人发出的各种简单指令。

当孩子对突然的强声没有反应；有声音出现时（尤其是柔和的声音），不能对正确地将头朝向声音的方向；发音不准，尤其Zhi、Chi、Shi发音不准；看电视音量开得过大；始终用一个耳朵听电话；和他/她说话时经常没有反应……家长就应该引起重视了，应及时到医院做听力检查，以便尽早诊断，及时干预。

儿童常见的耳聋如下：①外耳疾病导致的耳聋。常见的有外耳道炎、外耳道耵聍栓塞、外耳道异物。这是疾病相对好处理，只要控制炎症，取出堵塞物，听力就可恢复。②中耳疾病导致的耳聋。中耳炎是孩童时期常见的耳疾，常见的有分泌性中耳炎、急性中耳炎、慢性中耳炎等。这些疾病也可通过药物或手术来治疗，绝大部分患儿的听力也能恢复至正常。③内耳疾病导致的耳聋（俗称感音神经性聋）。如果是突发性，多为病毒感染所致，如腮腺炎、水痘、麻疹病毒等。儿童的突发性耳聋早期可用药物治疗（发病超过1个月的患儿治疗效果欠佳），待听力稳定后可根据听力损失程度选配助听器或进行人工耳蜗手术。④先天性耳聋。包括外耳道狭窄和闭锁，中耳或内耳先天发育异常或畸形，先天性感音神经性聋，或某些累及听觉系统的先天性综合征。当然这些疾病有的也可以采取手术治疗。能否进行手术、进行何种手术，需要在术前进行全面的听觉和影像学等方面的评估。

（王　璟）

什么是搏动性耳鸣

搏动性耳鸣是一种节律性耳鸣，即指由于头颈部器官、心血管或其他结构所产生异常声音，通过骨性结构、血管或血流传至内耳，让患者感受到的耳鸣。搏动性耳鸣大多为客观性或他觉性，也就是说，耳鸣的声音是确实存在的，它是由患者自身体内发出的声音，不仅能被患者本人听到，有时身边的其他人也能听到。

搏动性耳鸣按病因不同可分为血管性和非血管性，其中血管性又可分为静脉性和动脉性。血管性搏动性耳鸣比较多见，它的耳鸣节律与心跳节律一致，主要因素在血管；而非血管性搏动性耳鸣的节律与心跳节律不一致，主要与肌肉有关。

颈动脉粥样硬化是引起搏动性耳鸣的最主要病因，尤其是在三高(高血压、高血糖、高血脂)人群、心脑血管疾病史的高危人群中。动脉性搏动性耳鸣的原因主要有：动静脉畸形及瘘、动脉瘤、颈动脉内膜剥脱等；静脉性搏动性耳鸣的原因主要有：良性颅内高压综合征、颈静脉球异常、乙状窦相关病变(包括骨壁缺损、狭窄、憩室形成)、横窦狭窄或憩室、鼓室球瘤等。

非血管性搏动性耳鸣大多和肌肉收缩有关系：比如头部转动时发生的声音可能是鼓膜上的耳屎或是外耳道的水和鼓膜摩擦产生的；嗒嗒的声音可能与鼓膜张肌等与咽鼓管相关的肌肉阵挛有关系；镫骨肌痉挛可能会导致咔哒咔哒的声音。这些机械性因素导致的搏动性耳鸣，与心跳节律无关，有时张口等动作可能会缓解此类耳鸣声音。

搏动性耳鸣的患者在就诊时，需要仔细回忆并详细告知自身病史，包括耳鸣相关病史：有无外伤等诱因；耳鸣的部位、持续时间、声音特点（是粗糙声、尖锐声、有节律的嗡嗡声还是咔嗒声）；有哪些加重或减轻因素；其他的症状以及有无甲亢、高血压、糖尿病、冠心病、脑血管疾病、高脂血症或吸烟等高危因素。

医生一般会进行全面检查，包括观察外耳道、鼓膜、咽部和面部肌肉运动等，触摸及按压耳周和颈部，需要时听诊耳周、颈动脉区及心脏部位。若怀疑为搏动性耳鸣，还可进行一系列辅助检查，如听功能检查、血液学检查、心脏血管、颈部多普勒超声、心电图、脑压及脑血管造影等影像学检查。

尽管检查方法多种多样，但是目前仍有部分的搏动性耳鸣无法明确病因。对于病因明确的搏动性耳鸣，影响生活者可行手术治疗；而病因不明确或手术介入效果不佳者可考虑药物和康复治疗，如耳鸣习服治疗。

搏动性耳鸣原因众多，通过完整的病史、体格检查及辅助检查大多病因可以明确，对于不明确者也可用习服等方法改善症状。尽早诊断，及时治疗，能帮助耳鸣患者减轻疾病痛苦，拥有更高的生活质量。

（余　菁）

耳鸣耳聋的治疗

突发性聋的治疗目的和原则

突发性耳聋是指不明原因的在 72 h 内相邻两个频率听力损失超过 20 dB 的感音神经性聋。病因尚不明确，很多因素可能都会导致突发性耳聋的发生，主要的假说有循环障碍学说、病毒感染学说、免疫因素学说等，以及一些疾病的病理改变，如内耳血管痉挛、血栓和水肿，导致内耳组织细胞缺氧损伤。

突发性耳聋目前采取的是综合治疗，疾病的预后和开始治疗的时间有一定的关系，在起病后 14 天内积极治疗，70%左右的患者听力有较好改善。研究表明，发病 1 周内治疗者比超过 30 天的疗效明显要好。突发性耳聋治疗的目的是促使受损的毛细胞尽快修复；治疗原则为快，因为越晚，毛细胞可能会发生不可逆性损害，疗效越差，因此尽早规范治疗是关键。

主要的治疗手段包括全身或局部使用糖皮质激素、扩血管及改善微循环药物、营养神经药物等，此外高压氧治疗也是常用的方式之一。

① 糖皮质激素：全身和局部使用激素均有较好疗效。全身激素使用相对方便，但具有一定不良反应，如明显高血压、糖尿

病患者就应该慎用;鼓室内注射激素相对全身使用激素不良反应少,但需要反复鼓膜穿刺,对专业人员技能、患者配合度及鼓膜状态要求较高。在无激素使用禁忌证情况下,全身+局部激素序贯治疗,能在尽量控制副作用的情况下延长治疗时间,会有更好的疗效。

② 扩血管改善微循环药物:可通过改善血液流变学等特点减轻内耳缺血缺氧状态,促进疾病康复。

③ 营养神经药物:如维生素 B_1、B_{12} 等,可参与神经代谢,促进神经功能恢复。

④ 高压氧舱治疗:高压氧可以改善内耳的血供和微循环,减轻内耳水肿,增加血氧含量,改善内耳缺血缺氧状态,恢复毛细胞活性;同时高压氧治疗还可以降低血小板的黏附和聚集力,有效降低血黏度,改善患者血液的高凝状态,减少血栓栓塞发生的危险。

随着生活节奏增快,工作学习压力增大,不良生活习惯和不健康饮食等原因,突发性耳聋成为一个较为常见的疾病。如不能及时有效治疗,听力未能恢复或改善,会严重影响人们的生活质量。值得注意的是,突发性耳聋一旦发病,一定要尽早就医,全程规范诊治,因为治疗时机明显影响愈后效果。因此,需要广泛科普宣传,提高人们对此病的认识,避免错失治疗的最佳时机。另外,除了药物、高压氧治疗之外,保持心情舒畅、改善睡眠质量也是治疗的关键。

(王　晶,王　璟)

为什么突发性聋会有不同的治疗效果

突发性聋的诊断不难，但治疗不易。不易主要体现在至今没有明确的病理生理机制来解释突聋的发生，所以也就没有像手术刀一样精准的“刀落病除”的方法来挽救已经缺损的听力。

目前的治疗主要依据 20 世纪 80 年代初双盲对照研究发现的激素有效的结论。30 多年过去，激素的治疗仍然为国内外的主流治疗手段。但 2000 年前后出现了激素局部给药治疗突聋的方法，即经过鼓膜将激素传递到中耳腔，药物通过圆窗膜（中内耳之间的半透膜），渗透进内耳。通过局部途径，激素可以在内耳达到更高的浓度，且对全身影响极小，不仅为激素全身给药禁忌的患者（如糖尿病、不稳定的高血压、严重胃溃疡、胃出血等）提供了一种更为安全有效的治疗，而且给早期激素全身给药疗效不佳的患者增加了一个补救治疗的途径。

改善微循环的药物治疗，在我国及部分发达国家也作为突聋治疗的方法之一。因为突聋患者中不可否认也会存在一些全身基础疾病（如糖尿病，高血脂、心血管病）等造成耳部微循环不足的情况。此类药物众多，有血管扩张剂、降纤维蛋白原药物、改善血液流变学药物等，但目前美国的指南中并没有建议常规使用。

国外学者认为高压氧是一项非常昂贵的治疗，且氧舱分布极少，因此，也没有建议常规使用。不过，虽然目前没有强有力的证据证明它在突聋的治疗中非常有效，但仍有越来越多的文献推荐此治疗，尤其在重度以上的患者建议尽早加入。因为，高压氧对缺血的纠正是明确的，它的治疗特点是通过物理作用，在一定的压力下吸纯氧，可以使全身的游离氧大大增加，从而改善缺氧状况。内耳是一个高耗氧器官，大脑的耗氧量占全身器官的 20%，而内耳从单位体积的耗氧量来算，远高于大脑，因此，改善内耳供氧量对促进耳功能的恢复应该是有效的。

此病机制不明，影响预后的因素众多，目前没有特效的治疗方法，因此提倡综合性治疗。由于每个患者内耳受损程度不同，毛细胞对损害的耐受度不同，耳朵对治疗的敏感性也不同等，因此，即使都采用了各种各样的治疗方法，最终疗效并不一致。在某种程度上说，治疗的效果还有可能存在一点“运气”。

（赵　晖，王　璟）

什么样的耳聋适合手术

“医生，我的左耳耳聋 30 多年了，本来不打算治疗了，但最近我的女儿因为耳聋在你们医院开刀后听力就恢复了好多，所以我也想开刀。”一位老大爷说道。

老人的女儿是因为中耳胆脂瘤导致的传导性耳聋，适合做手术，且手术效果也比较好。但是通过相关听力学检查后发现老大爷的左耳属于中度感音神经性聋，并不适合手术，而适合的是佩戴助听器。

所以说并不是所有的耳聋都适合手术治疗。耳聋的病因比较复杂，通常根据病变部位及听力下降的性质将耳聋分为三类：①传导性耳聋。②感音神经性聋。③混合性耳聋。我们来聊一聊不同耳聋的不同治疗选择。

传导性耳聋，是由外耳到中耳甚至内耳的病变引起，涉及的耳部解剖结构通常有外耳道、鼓膜、听骨、蜗窗等。常见疾病有：外耳道先天性闭锁、外耳道异物和耵聍、外耳道炎症及肿瘤、鼓膜穿孔、中耳的畸形、中耳外伤、中耳胆脂瘤、耳硬化、中耳炎症及肿瘤等。除了部分炎症引起的传导性耳聋可先用药物治疗，其余的大多数传导性耳聋是可以通过手术治疗的，例如外耳道先天性闭锁可以行外耳道成形术；外耳道异物可以行外耳道异物取出术；鼓膜穿孔可以行鼓膜修补术；中耳炎可以行鼓室成形术；中耳外伤如有听骨链破坏，可行听骨链重建术；耳硬化手术可行镫骨手术或者内耳开窗术。简单来说，手术治疗传导性耳聋，就是尽量恢复外耳到中耳的正常解剖结构，多出来的去掉，缺了的补上，坏了的换掉。

感音神经性聋，是由于毛细胞、听神经或者各级听中枢病变引起，常见的疾病有：老年性聋、药物性耳聋、噪声性耳聋、梅尼埃病、大前庭导水管等。药物治疗和助听器佩戴无效的双侧重度、极重度感音神经性聋，可选择人工耳蜗植入术。人工耳蜗的结构包括言语处理器和植入体。通过言语处理器收集声音，再把声音信号转化为电信号，然后传递给头皮下的植入体，植入体通过电极刺激听神经，将电信号传递给听觉中枢，最后

"翻译"成我们所听到的声音。但是当耳聋患者存在内耳严重畸形、听神经缺如或中断、耳内活动性病变,例如中耳乳突急性化脓性炎症等,是不能行人工耳蜗植入术的。还有中枢性耳聋,即病变位于脑干与大脑,常常累及蜗神经核及其相关的中枢传导通路、听觉皮质中枢,此类型的耳聋,人工耳蜗植入术也是无效的。

混合性耳聋,是指传导性耳聋与感音神经性聋两种耳聋并存,即耳的传音结构(外耳和中耳)及感音或神经系统(内耳及听神经)都可能受到损害而引起的。常见的疾病有:长期慢性化脓性中耳炎、耳硬化症晚期等。按照前面介绍的,传导性部分的听力损失可以通过相关手术治疗得到恢复,但是感音神经性部分的听力损失通过一般的手术治疗是无法治愈的,可佩戴助听器,并根据病情选择振动声桥、人工耳蜗植入术等方法进行治疗。

(周玉娟)

手术能提高听力吗

耳部手术一般包括外耳手术、中耳手术以及内耳手术。那么耳部手术一定能提高听力吗?答案是不一定。

外耳手术,主要有耳廓手术和耳道手术。①耳廓是外耳的一部分,它的主要作用是收集声音。许多动物的耳廓收集声音的作用很强，但人类的很弱，而且人体立耳肌也已退化，也不能够帮助耳朵转动方向收集不同方位的声音。所以耳廓相关的手术，例如耳廓再造术，对提高听力的作用可能很小，但可以增加美观。②耳道的主要作用是将收集的声波通过细长的管道传递到鼓膜。如果耳道因为异物、肿瘤或者先天性畸形而不通畅，会影响听力。这时行耳道相关手术，例如外耳道异物取出术，外耳道肿瘤切除术，或者因为外耳道先天性畸形及狭窄等行外耳道成形术，这些手术都会使得耳道变得通畅，对提高听力有一定的帮助。

中耳手术相对于外耳和内耳手术来说，数量和种类都比较多。例如①鼓膜穿孔长时间不愈合，可以行鼓膜修补术和必要时鼓室探查术，通常术后听力会有所提高，但也有很多患者听力提高不明显，这与患者本身、移植组织或者人造鼓膜，以及手术方式的不同而有区别；②分泌性中耳炎药物治疗无效时，可以行鼓膜置管，促进中耳积液排出，可提高相应的气导听力；③耳硬化症中的镫骨硬化症可以行镫骨切除术，用残余镫骨或者人造镫骨来替代原来镫骨，但是耳硬化症中的耳蜗硬化症，这种手术方式是无效的，若想提高听力只能行人工耳蜗植入术；④慢性中耳炎可行鼓室成形术，但不是所有的中耳炎患者术后听力都能提高，根据各种临床研究显示，中耳炎术后听力提高者为50%～90%，部分听力不提高的原因与患者伴有咽鼓管功能障碍，伴有感音神经性听力减退，伴有镫骨固定，还与术者经验以及手术方式等密切相关；⑤外伤导致的传导性耳聋，例如外伤性听骨链中断，可行听骨链重建术，术后听力一般可有所提高。

内耳手术，相对较为复杂，很多内耳手术用来解决眩晕问题，不能提高听力，例如内淋巴囊减压术、迷路切除术等。内耳包括前庭器官和耳蜗两部分，内耳病变引起的听力减退为感音神经性聋，如果药物治疗无效时，只能通过助听手段来提高听力。如佩戴助听器，根据情况也可以选择骨传导植入式助听器，或者选择植入人工耳蜗。

此外，听神经瘤也会导致患者听力减退，那么听神经瘤术后听力会提高吗？不能提高听力，听神经瘤的手术目标一般为切除全部的肿瘤，保护面神经和尽量保留原有的听力，也就是说，听神经瘤术后听力最好的情况是跟术前一样，大部分情况是比术前更差，甚至可能术后患侧会失去全部听力。

（周玉娟）

感音神经性聋如何治疗

感音神经性聋是指由先天性或后天性因素引起螺旋器(毛细胞等)、听神经、听觉传导路径或各级神经元受损害，导致听觉系统对声音的感受和处理过程异常而致的听力障碍。是由遗传因素、环境因素或两者共同影响所致，常见的因素包括围生期感染、耳毒性药物、噪声、听觉损伤和衰老等。

感音神经性聋的治疗原则是恢复或部分恢复已丧失的听力，尽量保存并利用残余的听力。目前常见的治疗方法如下。

1. 药物治疗

因导致感音神经性聋的原因很多,发病机制及病理复杂且不尽相同,故临床上并无一个适用于所有情况的通用药物治疗方法。目前多采用在积极排除或治疗原因疾病的同时,尽早选用可扩张内耳血管的药物、降低血液黏稠度和溶解小血栓的药物、维生素B族药物、能量制剂,还可以适当应用类固醇激素类药物。

2. 助听器

助听器是一种有助于听力障碍患者改善听觉交流能力的声音放大的工具、装置或仪器等。简要来说助听器起了一个电声放大器的功能,通过它将声音放大,使患者能够听到原来听不到或者听不清楚的声音。它主要有微型传声器、放大器及数字信号处理、耳机、耳模和电源等组成。助听器的种类很多,有气导和骨导两种给声方式。助听器的验配需要在专业人员的指导下进行,验配过程包括验配的前期准备工作、精确的听力学评估、助听器的预选、助听器的验证以及验配后的效果评估与随访等,个性化辅助患者听取声音。

3. 人工耳蜗植入

人工耳蜗是一种特殊的声-电转换电子装置,原理为将环境中的声信号转换为电信号,并将该电信号通过电极传入患者耳蜗,刺激听神经而使患者产生听觉。人工耳蜗植入是目前公认能够重建和恢复由耳蜗病变所致的听力障碍的方法,是治疗重度、极重度感音神经性聋较为有效和安全的电子装置。但是如果是听神经缺失或者耳蜗结构完全没有发育则可能需要听觉脑干植入。

4. 基因治疗

近年来，基因治疗在听神经和毛细胞的保护与再生、遗传性耳聋的治疗等领域显示出了极大的潜力，指通过操作遗传物质来干预疾病的发生发展，通过替代和纠正异常的致病基因来达到治疗目的。目前已有多种基因被发现与毛细胞分化相关，包括 Atoh1 基因、Sox2 基因、Math1 基因、MYO7A 基因、CDK 抑制蛋白(P27/Kipl)基因等。常见耳聋基因治疗载体有腺病毒、腺相关病毒、Anc80L65 等病毒载体，以及纳米颗粒基因载体等非病毒载体。耳聋基因治疗载体递送导入技术已在动物实验中探索，动物实验中常使用的导入技术有经耳蜗开窗、经半规管开窗、经圆窗膜注射、经完整圆窗膜渗透等。基因治疗感音神经性聋在理论及实践中均显示出良好的发展前景，有待于进一步的研究开展及运用。

5. 干细胞移植治疗

干细胞移植治疗拟利用干细胞多能性恢复或代替螺旋神经节细胞和毛细胞的功能。骨髓间充质干细胞、胚胎干细胞(ESCs)、成年内耳干细胞和神经干细胞通过诱导增殖和分化可以获得内耳毛细胞样细胞。干细胞移植治疗目前仍处于动物实验研究阶段，更多研究亟待开展，为感音神经性聋治疗提供新思路。

6. 听觉和言语训练

听觉训练是借助听器利用听障的残余听力或植入人工耳蜗后获得听力，通过长期有计划的声刺激，逐步培养其聆听习惯，提高听觉察觉、听觉注意、听觉定位及识别、记忆等方面之能力。言语训练是依据听觉、视觉与触觉等之互补功能，借助适当的仪器（音频指示器、语图仪等），以科学的教学法训练聋儿发声、读唇，进而理解并积累词汇，掌握语法规则，灵活准确表达思想感情。发声训练包括呼吸方法、唇舌运动、嗓音运用，以及音色、音调、语调等项目的训练。听觉和言语训练相互补充，相互促进，不能偏废，应尽早开始，穿插施行。持续长久的科学训练定能使残余听功能或人工听功能得到充分发挥作用，达到聋而不哑之目的。

7. 中医治疗

中医治疗感音神经性聋的历史源远流长。中药和针灸在中医治疗感音神经性聋中较为常用。中药治疗包括一些专方治疗，辨证分型治疗及中药制剂治疗。针灸治疗感音神经性聋的机理主要是其能提高皮层听中枢的兴奋性，从而提高感受声音的能力，能够有效改善症状。包括针灸配合耳穴贴压，针灸结合按摩等。针灸疗法以其无不良反应、简便、低成本、疗效确切等优势被广大患者所接受。

最后，对于感音神经性的预防也尤为重要。应广泛杜绝近亲结婚，开展聋病婚前咨询，进行聋病基因筛查，大力推广新生儿听力筛查，预防耳毒性药物致耳毒性耳聋，提高生活水平，保证身心健康，尽量减少与强噪声等有害物理及化学因素接触，加强个体防护观念。

（王瑾瑜）

助听器是如何发展和演变的

助听器，简而言之，凡是能有效地把声音传入耳朵的各种装置都可以看作助听器。狭义上讲，助听器就是一个电声放大器，通过这种装置将声音放大使聋人听到了原来听不清楚，听不到的声音。

数百年前就有记载，人们通过用手掌放在耳后，来改善听力。而13世纪，当时听力损失的人们就开始挖空牛角、羊角做成原始的助听设备。到了18世纪，漏斗形喇叭状的助听装置即集声助听器，首次被发明用于治疗耳聋，但这种集声助听器只能收集声音，将声音汇聚起来通过狭窄的管道输送到耳朵，并不具有放大的功能。在19世纪末，隐蔽的助听器变得越来越受欢迎。雷恩(Rein)开创了许多著名的设计，包括他的“声学发带”，助听器被巧妙地藏在头发或帽子里。雷恩的“Aurolese Phones”是各种形状的发带，在耳朵附近合并了声音收集器可以放大音响效果。助听器也可以藏在衣服和配饰里。当时已经开始注重助听器的隐蔽性。1963年，集声助听器结束了生产，演化成了“Pinard horn”，用于了监测产科胎心，目前还在世界各地使用。

随着时间的流逝，时代的进展，听力辅助的设备也在日益更新，已经取得了长足的进步，经历碳元素、真空电子管、晶体管和集成电路，以及数字时代。

(1) 碳元素助听器(1900—1920)

19世纪电和电话的发明极大地促进了助听器和其他助听装

备的发展。随着听力的下降,人们很快意识到有时用电话可以更好地交谈,比面对面还好。然而,当托马斯·爱迪生自己感受了听力损失后,他在1870年发明了一种利用电话放大的碳传输器,增加的电信号水平大约为15 dB,这种碳传输器实际效果不理想(因为通常耳聋者需要增加30 dB以上),但碳传输器的发明为碳元素助听器技术铺平了道路,1902年碳元素助听器(盒式助听器)应运而生。但是频率范围有限,声音沙哑。

(2) 真空电子管助听器(1921—1952)

1921年第一只真空电子管助听器问世,10年后有了五级真空电子管,性能也开始趋向稳定,寿命相对延长,可获得理想的放大。20世纪40年代又出现了助听器电路板和按钮大小的电池,允许电池,放大器和麦克风的组合变成一个便携式,口袋大小的单位。

(3) 晶体管和集成电路时代(1950年至今)

出现了耳后式、眼镜式、耳内式的助听器。1948年贝尔电话公司发明了晶体管,1952年诺曼·克里姆(Norman Krim)下属的一位工程师,开始将晶体管应用到助听器,不仅使助听器变得更小巧,可以在耳内或耳后佩戴,而且所需的电流小,延长了电池的寿命。随之出现了另一种类型的助听器——耳后式助听器(又称耳背或耳挂式),这种晶体管助听器非常受人们的喜爱,仅在1953年就售出了20万件,超出了真空电子管助听器的销售量,也取代了真空电子管助听器。20世纪50年代,"眼镜式助听器"问世,由"小耳虫电子"(Otarion Electronics)公司发明,当时只有放大器和话筒都在眼镜的柄脚内。随着科技进步,现在已经可以将话筒、放大器和内接收器统一放置于眼镜的一只柄脚内，但是双耳可以接收声音信号的助听器，这种特殊的导线安排被称为是信号对侧传输(contralateral routing of signal, CROS-HA)。

(4) 数字时代(非线性自动控制)(1996 年至今)

20 世纪后期，助听器开始了从模拟到数字的过程。随着数字反馈抑制系统应用到模拟助听器上，到 1996 年，全数字式耳背式、耳内式、耳道式助听器被生产出来了，能通过数字声反馈控制来有效地增加增益，减少了电池的耗能，灵活性增加。目前大多数的助听器多为数字式。截止到 2005 年，数字化助听器已经占据了 80%的市场。助听器的制造技术日益进步，助听器越来越小巧。到了 20 世纪 90 年代，完全耳道式助听器的出现，使助听器终于完全看不见了，也带来了更好地聆听效果。

而助听器的种类繁多，包括盒式助听器、耳背式助听器、耳内式助听器、耳道式助听器、完全耳道式助听器、信号对传助听器和骨导助听器等。

至今，助听技术仍在不断的发展，当然，没有什么事情是完美的，因为完美是不可达到的极限。

(高　娜)

哪些耳聋患者适合助听器治疗

耳聋可以分为传导性耳聋、感音神经性聋和混合性耳聋，均可以在适合时配戴助听器。传导性耳聋多为中耳炎、鼓膜穿孔等疾病所导致的，声音传导到内耳的过程中声音能量受损，导致的听力损失。随着时代的进步，手术技术的发展，中耳植入物的发明，传导性听力损失的发病率逐渐下降，同时，大多数的传导性听力损失通过手术或药物得以治疗，提高了听力。

对于各种原因导致的双耳不同程度的听力损失，经过1年以上的药物或手术治疗，仍听不到或听不清周围环境声或言语声，就可以考虑配戴助听器(如果配戴助听器后仍然不能听到或者听清则需要考虑人工耳蜗)，来帮助听力障碍者实现言语交流。注意:听力一旦下降就要及时干预。

助听器没有年龄限制，均可佩戴，尤其建议儿童应该尽早佩戴，有助于言语的发育，可以帮助学习和沟通交流。

耳聋又可以根据听力损失的程度分为轻度、中度、重度以及极重度聋，其中双侧的中度耳聋和重度耳聋适合佩戴助听器，极重度耳聋及全聋患者需要植入人工耳蜗。具体说来，纯音听力图中，气导平均听阈 26～40 dB 者可以开始考虑配助听器;平均听阈 41～60 dB 者助听器性价比最好;平均听阈在 60～80 dB 者，助听器效果较好;平均听阈 81 dB 以上者，佩戴助听器的效果就相对较差了，可以考虑人工耳蜗，也可以根据耳聋患者的自身感受选配助听器，目前有些助听器的功能提高，通过精细的验配，也能使平均听阈 81 dB 以上的患者达到可接受的效果，获得一定的言语声，也能感知到某些警告信号，如汽车喇叭声、关门声、铃声等。需要因人而异，个性化的进行助听器验配。

当然，除了纯音听力图，言语测听也是重要的参考。如助听器佩戴后，言语识别率（闭合式双音节词）得分≤70%，佩戴助听器后仍不能满足交流需要者，就需要考虑人工耳蜗植入了。语前聋的患者（出生时就耳聋的患者），如果行为测听平均阈值>80 dB HL，或者言语识别率（闭合式双音节词）得分≤70%，需要人工耳蜗植入。如果低频残余听力较好，但 2 kHz 及以上频率听阈>80 dB HL，佩戴助听器不能满足交流需要者，也可行人工耳蜗植入。

需要注意一些特殊的情况：①突然的听力下降，不要着急验配助听器。这时需要及时到医院就诊，明确原因，有可能是耵聍堵住了，清理耵聍，听力就会好转；也有可能是突发的感音神经性聋，则需要及时到医院检查用药治疗，改善听力；如果是突发性耳聋，需要治疗后，等听力稳定，再验配助听器。当然，还有许多疾病会引起突然的听力下降，都需要医生的专业的诊断和评估。②如果耳聋是反复波动的听力下降，也就是听力一段时间好，一段时间下降，同样需要先到医院检查治疗，待听力稳定后再考虑助听器的配戴。③如果是中耳炎引起的长期的中度、重度的耳聋，不合适手术或者手术无效的，也建议佩戴助听器。但是如果耳道有流脓，建议耳部用药后，不流脓了，耳道干燥后，再进行验配。

（高　娜）

配戴助听器单侧好还是双侧好

如果是双耳听力下降的患者，应尽量双耳选配助听器。

很多耳聋患者都是双耳听力下降，基于经济等很多因素，许多患者要求单侧配戴助听器，但实际聆听中，建议应尽量双耳配戴助听器。与轻度听力损失的患者相比，中度或重度听力损失者双耳配戴助听器优势更明显。

首先，双耳配戴助听器可以更好地声源定位。在生活中，经常需要判断声音的方向和来源，比如多人讲话时、过马路时，都要明确声音的方向。如果双耳听力下降的患者仅仅单侧配戴助听器，这时就很难了。双侧配戴助听器在声源定位方面明显优于单侧配戴。

其次，更好地提高噪声环境中的语言分辨能力。正常的听觉系统是一个很好的自动降噪系统，双耳同时接收信号时，双耳会有微小的差别，大脑可以根据这些细小的差别，辨别听到的声音，从而忽略噪声，让我们能在噪声中听语言更清楚。正因如此，当双耳配戴助听器时，有助于对言语信号的分辨，压制噪声，提高噪声环境下的言语信号的识别能力，这方面，单侧配戴助听器就没有此优势。

第三，双耳配戴助听器提高了听觉的舒适感。单耳配戴助听器，耳聋患者需要集中精力，长时间聆听，容易疲劳。双侧配戴助听器给双耳提供了较大的声音响度，聆听会更加轻松与舒适。

最重要的是，双耳配戴助听器避免了迟发的听觉剥夺。如果双耳听力损失的患者，仅配戴一侧助听器，未配戴助听器的一侧减少了声音的刺激，会在以后的几年里逐渐降低对言语的识别能力，这种现象称为迟发的听觉剥夺。这也是常说的“用进废退”。尤其是老年人，听觉中枢和周围神经退行性改变，在听力受损时，大脑接收的言语信号大大减少，言语分辨能力下降较大。老年耳聋患者更需要双侧配戴助听器，来获得尽可能多的言语信息。

有研究表明，相对于单侧配戴助听器，双侧配戴助听器有减轻耳鸣的作用。当然，双侧配戴助听器存在些缺点，比如费用高，对老年人来说，操作增加了，烦琐了许多。在选配助听器前应该通过各种测试，比如言语测听、声场测试、噪声下言语测试等，综合地模拟和评估双侧或者单侧配戴助听器的效果，供医生和患者参考，最终做出选择。

（高　娜）

助听器有哪些种类

随着科技的进步，目前的助听器已经演变成模拟助听器和数字化助听器 2 大类。助听器实质是一个电的声音放大器：声信号经过麦克风转换为电信号，放大器放大后，再由授话器将电信号还原为声信号传至人耳。助听器主要由麦克风、放大器、授话器、电池、各种音量音调控制旋钮等元件组成。

具体到市场上的助听器，又可以分为盒式助听器、耳背式助听器、耳内式助听器、耳道式助听器、完全耳道式助听器和其他类型的助听器(CROS信号对传助听器和骨导助听器)。

1. 盒式助听器

由盒子和耳机组成，盒子包含麦克风、放大器和电池。优点是体积较大，调节音量的旋钮体积大，调节容易，而且相对于其他类型的助听器而言，盒式助听器是可以达到功率最大的助听器，省电，价格低，且助听器的耳机与接收声音的麦克风距离较远，不易产生反馈，适合用于重度聋以上的患者和手部活动欠灵活的老人。

缺点：容易与衣服摩擦产生噪声，增加不必要的低频增益，也就是增加了环境噪声，但是不美观，佩戴不方便。

2. 耳背式助听器

机身形如香蕉样，长3～4 cm，可以固定在耳廓的后面。麦克风、放大器、授话器、电池等均组装在机身内，助听器的上端为一个弯曲成半圆形的导声耳钩，用于连接耳模和助听器。

优点：①与盒式助听器相比，因为耳背式助听器的麦克风放在耳后，能减弱人体躯干对低频反射增强的现象，且体积小，容易隐蔽在头发里，具有一定的美观性，同时能降低助听器与衣服摩擦带来的噪声，具有更宽的频响，声学补偿更灵活。②与耳内助听器相比，耳背式助听器功率较大，不需要定做，易修理，耐久性好，便于调节，体积大，设计者可以方便安装一些复杂的线路及芯片以提高性能,也方便安装方向性麦克风,方便聋儿在特殊的电化教室内聆听。③适合各种不同类型的听力损失,尤其适合儿童,因为聋儿的耳道处于生长期,不适合耳内机,耳背机当耳道不适合时更换耳内的耳模即可,较为方便。

缺点:体积较耳内式大,容易产生堵耳效应,出现耳闷感。

3. 耳内式助听器

分为耳甲腔式、半耳甲腔式和小耳甲腔式助听器 3 种类型。耳内式助听器是目前使用最广泛的定制式助听器,需要根据患者的耳道定做助听器的外壳。

优点:隐蔽性好,可以方便安装双麦克风、拾音线圈等附件元件,与耳道式的助听器相比方便调节音量和更换电池。适合听力损失范围较宽、输出功率较大的耳聋患者。

缺点:不适合儿童,因为儿童的耳道未发育定形;容易产生啸叫;因为体积小,调节音量和更换电池不方便,不适合双手欠灵活的人;容易产生堵耳效应,产生耳闷感。

4. 耳道式助听器

助听器放置于耳道内,也属于定制式助听器,主要分为耳道式和深耳道式 2 种类型,耳道式位于外耳道外约 1/3 段;深耳道式助听器位于耳道深部。

优点:耳道式助听器的麦克风位于外耳道口,与自然接收声音位置几乎相同,有助于对声音的自然放大和声源定位,声音自然,定位能力强;同时可以更多地利用耳廓功能,增加集音和定位;与耳背式及耳内式助听器相比,耳道式助听器外形小,美观,佩戴舒服。

缺点:因体积小,助听器输出的功率小,所以只适合轻度或中度耳聋的患者;不适合儿童;音量调节更难操作;容易受耵聍堵塞,产生堵耳效应。

而深耳道式助听器的特点为:体积更小,只有小指甲大小,位于耳道深部,隐蔽性好,满足了患者的心理需求;佩戴舒服,不易脱落;减少或消除堵耳效应;对声音的保真效果好。

缺点:不适合重度耳聋;容易啸叫;价格贵。

5. 其他类型的助听器

双耳信号对传助听器和骨导助听器。

① 双耳信号对传助听器适合双耳听力损失不对称的患者,即一侧耳的听力损失较重,一般为中重度。双耳各放置一个麦克风,而把一个授话器放置在好耳中。听力损失重的耳的麦克风将收集到的声音信号,与听力较好耳麦克风收集到的声音信号一起传送给较好耳的授话器。

② 骨导助听器适用于外耳道闭锁、狭窄或中耳有先天畸形等患者。选择助听器类型时,应综合考虑,不仅要考虑不同助听器的优点、缺点,还要考虑患者本身的多种因素,如美观、隐蔽要求、使用的方便性、费用、堵耳等。

此外,需要知道助听器选配禁忌证:①先天性外耳闭锁或外耳道畸形;②听力状况不稳定,听力波动的;③近 3 月内突发性耳聋,或者渐进性耳聋;④外耳道炎症、中耳积液或经常流脓;⑤中枢性耳聋;⑥听力损失轻微者。所以助听器并不适用于全部听障人士。

(高　娜)

长期佩戴助听器耳聋耳鸣会加重吗

很多人担心,长期佩戴助听器会加重耳聋,加重耳鸣。这种看法和近视眼怕近视度数加深,而不敢戴眼镜一样,都是错误的观点。就像是老年人“老花”时需要戴老花镜才能看得清楚,但就是不戴老花镜,老花的程度也会越来越重。视力有一个功能退化的过程,听力也是一样,随着年龄的增长,听力会慢慢退化,耳聋会慢慢加重。只要正确佩戴助听器,使用得当,是不会因为长期佩戴助听器加重耳聋的。

助听器是一个声电放大器,将声音有效地放大后并传递到内耳的装置。目前,随着技术的进步,助听器已经有了降噪、减少啸叫的功能,可以使声音不失真并且更清晰地传送到耳内,也减少了佩戴不适感。

助听器刚开始佩戴时,会和戴眼镜一样,有个适应的过程,开始会有些不习惯、不舒服,一般需要1～3个月去适应。我们可以先在安静的环境下佩戴助听器,把音量放小,经过适应和锻炼,再到正常的环境中,慢慢延长每天佩戴助听器的时间,直到舒适的佩戴。如仍有佩戴不适,需要及时请验配师调整或咨询听力师。同时长期使用助听器,一定要定期调整助听器。

当然,有的人长期习惯佩戴助听器了,突然离开助听器,会觉得自己的听力好像比以前差了,其实这是一种功能性下降,表现出听不见听不清,并不是真正的耳聋加重。

的确有人在助听器使用过程中听力下降，听力下降的原因可能是原有疾病持续存在、身体衰老、年龄增加等导致了听力退化，与助听器的使用关系不大。

那么长期佩戴助听器会加重耳鸣吗？这需要根据耳鸣的类型和特点区分。如耳鸣有明确的病因，比如听神经瘤、搏动性耳鸣等，那么助听器和这种耳鸣就没有什么关系了，需要针对病因，采取相应的措施。对于没有明确病因的特发性耳鸣，使用助听器还可以起到对原有的耳鸣进行掩蔽甚至减少耳鸣的作用，长期佩戴助听器是不会加重耳鸣的。目前，对耳鸣伴有耳聋的患者，有很多厂家针对性地研发了许多减轻耳鸣的助听器，对耳鸣和耳聋均有一定的疗效，已经在市场中销售。曾经有研究表明，66%的耳鸣患者通过佩戴双侧助听器，减轻了耳鸣。

不过，耳鸣也与情绪及睡眠有关，如果耳鸣患者持续特别关注自己的耳鸣，耳鸣就会越来越严重，进而影响情绪和睡眠，造成焦虑、抑郁和失眠，情绪不佳和失眠又可加重耳鸣，形成恶性循环。这时耳鸣与长期佩戴助听器无关，需要放松，避免过度紧张，解除思想上的顾虑，必要时需要就诊获得医生的帮助。

（高　娜）

助听器为什么会啸叫

啸叫，是助听器验配过程中经常出现的不正常的尖锐的声音，在助听器验配中称为声反馈，常常影响助听器的佩戴效果。有文献报道 1/5 的助听器使用者抱怨过啸叫。

为什么会产生啸叫呢？这需要从助听器的原理说起。因为助听器是一种小型的扩音器，体积很小，所以它的麦克风和授话器的距离很近。助听器的麦克风接收外面的声音，之后经过放大器放大后，再送到授话器，而授话器发出放大的声音传入内耳。声反馈是授话器声音能量的一部分通过声传播的方式，又传回到了麦克风，又被麦克风传至放大器放大，从而引起了啸叫。这就像是在 KTV 唱歌时，当话筒和音响距离很近时，也会出现啸叫，其实这时的啸叫就是被麦克风和音响不断循环放大的声音。当助听器满足以下 3 个条件，麦克风与授话器同时使用；授话器放送的声音能够部分传递给麦克风，克风的收集声音的灵敏度足够高；传回到麦克风的声音放大后能量足够大，就容易产生啸叫。

目前很多助听器已经有防止啸叫的功能，当助听器的外壳大小合适，佩戴正常的情况下，一般是不会产生啸叫的。但为什么仍然出现啸叫？具体的原因可能是放大的声音从耳模和耳道之间或是在耳模上开的通气孔泄露出来的。当出现助听器的放大比率过高；耳模上开的通气孔过大；耳模外壳、耳模本身太小，耳塞老化与外耳道之间存在缝隙时，就会出现漏声，也就是授话器输出的过大的声音从通气孔或这耳模与耳道间的缝隙漏出来，又返回到麦克风，这个声音经过放大器再次放大，在极短的时间内，形成了一个循环放大的过程，还是会形成啸叫。

另外，当外耳道耵聍太多，助听器音量调的过大（助听器的增益太大)时也会引起啸叫。当然,也不排除助听器自身的问题,比如助听器对某些频率的声音过于灵敏时,会过度放大这些频率的声音,就容易在这些频率出现啸叫,比如高频声音就容易出现啸叫。

啸叫后会引起助听器佩戴者不舒服,也会使助听后的声音出现失真,影响到助听的效果。如果助听器持续出现啸叫,建议至验配师处重新调整助听器,比如调整耳模的佩戴方法,修改耳模,降低相应频率放大的音量(减少相应的助听器增益)等,从而改善啸叫。

(高　娜)

助听器验配的常规步骤有哪些

助听器的选配并不是简单的购买商品,是需要医生、听力师、验配师、患者共同完成的一项工作,不要到商店里随意购买,一定要到有资质的机构去验配。因此,耳聋患者自己也需要了解一些常识。因为助听器不仅需要验配,还需要适应,进行一定的训练,才能发挥出助听器的最佳听力改善的效果。

那么,耳聋患者应该按着什么步骤来验配助听器呢?

首先,要了解耳聋,对耳聋进行评估。与医生、听力师沟通,了解耳聋的情况,何时出现听力下降?是否伴随耳鸣?是否有眩晕?在沟通过程中,医生和听力师也会对言语情况进行评估,耳聋是否已经引起了发音不准?

在正规医院进行耳科常规检查,观察耳道是否通畅?是否流脓?鼓膜是否穿孔?耳聋的病因?

常规听力检查,包括电测听和声阻抗。明确听力下降的程度,是轻度耳聋还是中重度耳聋?是单耳聋还是双耳聋?不同下降程度的听力,需要的听力改善的方式不同。比如极重度耳聋,即双耳纯音听阈大于 80 dB 时,可能需要植入人工耳蜗来帮助提高听力。

综合检查后,需由医生、听力师或者验配师综合考虑来确定是否需要佩戴助听器,并不是所有的耳聋都可以通过佩戴助听器来改善听力的。遇到以下情况需要医生先进一步诊断治疗,之后才能考虑助听器的可能:传导性耳聋;近 3 个月内发生的快速进行性听力下降,波动性听力下降;伴有耳痛、耳鸣、眩晕或头痛;外耳道耵聍栓塞或外耳道闭锁。

根据听力检查等综合结果,试戴助听器,进行个体化的验配,确定助听器的种类、形状、最大声输出、频响曲线等,同时建议双耳验配。即使是听力下降的程度相同,但每个人对听力的感受不同,对助听器的要求也不同。年轻人可能对助听器的外形要求要小巧隐蔽,老年人对助听器可能更多是性价比以及方便调试,每种助听器验配的参数也各不相同。因此,需要根据每个人的具体情况和具体要求选择助听器。①取耳样,个性化制作耳模。②规范的耳模的制作,能防止啸叫,也使助听器佩戴舒适。③助听器调试,听力障碍千差万别,个人感受也是各不相同。助听器的调试与耳聋类型、听力下降的程度、频率分辨的能力、是否伴有耳鸣、是否怕噪声等相关。调试完成需要对助听器的效果进行评估。④最后，助听器一定要定期调试。助听器的试听效果并不能代表以后的效果，试听是在安静环境下的效果。无论成人还是儿童在佩戴助听器后，都需要一段时间的适应性训练，这个过程的长短因人而异。每个人接触的环境声音不同，不仅仅是安静的环境，因此对助听器的要求和助听的效果也会发生变化，一定要定期调整助听器，有助于助听器发挥最好的效果。

这里需要强调儿童助听器的验配，虽然验配的程序与成人相似，但儿童的特殊性还是需要注意以下几点：常规做耳部 CT 或者 MRI 检查，排除结构的异常；随着年龄的增长，外耳道的变化，定期更换耳模；建议选择耳背式助听器，一般不建议耳内或者耳道式助听器；听力评估和助听器的调试需要耐心、多次；有时需要相应的语言康复训练来提高儿童的语言能力。

助听器的验配是患者、听力师、验配师和医生共同配合的过程，需要各方的共同努力，才能发挥助听器的最佳效果。

（高　娜）

助听器平时该如何维护和保养

助听器每天佩戴使用，更换电池，总免不了磕碰、损坏，或是污物、外耳道中耳深处、外耳道耵聍等堵塞助听器，助听器也容易受损。但是如果平时注意维护和保养助听器,可以大大地提高助听器的使用效果和寿命。

(1) 助听器是电子产品,严禁进水;注意定期清洁,保持助听器和耳道的干燥清洁。具体如下:①平时洗澡、洗头时,一定要取下助听器。洗完后,等耳道干燥后,再戴助听器。②不要用水擦拭助听器。建议每周2次清理助听器,可以用棉花球或柔软的棉纸或者棉布擦拭。③用配套的软刷清除出声孔或耵聍挡板上的耳垢或其他阻塞物。如果耳垢过多或油性耵聍,需要使用有防护网的耵聍挡板。耵聍挡板如有松动,必须及时更换。④对于化脓性中耳炎,流脓期间,尽可能不要戴助听器,以免加重炎症及损坏助听器。因为分泌物易使助听器受潮,同时它具有腐蚀性,极易损坏助听器。⑤助听器必须保持干燥,远离潮湿。特别是在雨水多,湿度大的季节,要避免淋雨;夏天应防止汗水进助听器。⑥助听器不使用时(比如睡眠时)将其放置在干燥盒内吸潮,并经常更换干燥盒中的干燥剂。

(2) 电池方面:不要使用劣质电池;要及时更换不能使用的旧电池;如果长时间不使用的助听器,务必将电池取出,以防电池漏液腐蚀机芯;千万不要给电池充电。

(3) 不要将助听器暴晒在强烈阳光下或靠近热源,不要用吹风机、烤箱或微波炉等热源来烘烤助听器,温度过高将很容易损坏助听器。

(4) 避免助听器撞击或跌落。助听器越来越精巧,由精密的声学元件组成,特别是授话器容易受震动损坏,强烈振动也会缩短助听器元件的寿命,导致助听器损坏。因此,助听器要轻拿轻放等。

(5) 还有很多人面临的问题是助听器的遗失,因为助听器小巧精致,所以平时收纳助听器应该放置在平稳易见的地方,放置地点最好固定。老年人和儿童可以选择稍大些的耳背式助听器。

(6) 此外,定期找验配师随访,及时发现助听器的问题,也有助于提高助听器的使用寿命。

(高　娜)

什么是人工耳蜗

人工耳蜗是一种特殊的电子装置,用于恢复一些重度、极重度聋甚至全聋者的听觉功能。这个电子装置分为一个外部的接收器(将外界声音转化为电信号),中间有一个传导装置(将电信号尽量完整地传输),最后通过手术植入耳蜗结构内的电极,刺激听觉神经细胞的神经末梢,通过听神经及其传导通路传到大脑听觉皮层,产生听觉。人工耳蜗的组成包括体外部分(麦克风、声音处理器、连接导线、传输线圈及磁铁)和体内部分(接收线圈、电极)。

人工耳蜗的手术适应证是重度、极重度或者全聋的患者,大功率的助听器对他们已经无法提供帮助。目前的研究发现,人工耳蜗不但可以使听不见的人重回有声世界,还可以在一定程度上帮助耳鸣患者，许多做了人工耳蜗手术的患者，术后耳鸣有一定程度的减轻。

由于大部分感音神经性聋都是由于耳蜗感受器的毛细胞受损导致，而人工耳蜗代替了耳蜗结构(绕开了患者受损的感受器)，将电信号直接传递给听神经，使得耳聋患者能够听到声音。人工耳蜗的安全性和有效性得到了临床验证。早期植入和儿童时期植入人工耳蜗降低了婴幼儿耳聋对于言语发育障碍的影响，因此该技术存在积极的意义。随着人们对生活质量要求的提高，越来越多的老年性聋患者也会选择人工耳蜗手术治疗以提高听力。

(张超君)

人工耳蜗植入标准是什么

1. 患者的选择标准

对于双耳重度或极重度聋，病变部位定位诊断于耳蜗者，可以选择人工耳蜗植入。

(1) 语前聋患者的选择标准

双耳重度或极重度感音神经性聋，年龄 12 个月至 6 岁，助听器无效或效果很差(指在最好助听聆听环境下开放短句识别率≤30%或双字词识别率≤70%)；或者配戴合适的助听器，经过听力康复训练 3～6 个月后听觉语言能力无明显改善；无手术禁忌证;家庭和(或)植入者本人对人工耳蜗有正确认识和适当的期望值;有听力语言康复教育的条件。

语前聋患者手术植入时的年龄越小效果越佳,这可以最大限度地在大脑可塑临界期前避免听感觉剥夺,并且扩大言语和语言技能的潜力。大于 6 岁的儿童或青少年如果植入耳蜗需要有一定的听力语言基础,比如自幼有助听器配戴史和听力或语言训练史。

(2) 语后聋患者的选择标准

各年龄段的语后聋患者,双耳重度或极重度感音神经性聋,助听器无效或效果很差;开放短句识别率≤30%;无手术禁忌证;有良好的心理素质和主观能动性,对人工耳蜗有正确认识和适当的期望值;有家庭的支持。

语后聋患者的发病年龄和耳聋时间与手术后的效果密切相关。一般来说,发病年龄早,耳聋病程较长者手术后效果较差。此外,手术后生活和工作中的聆听环境也可影响到人工耳蜗植入的效果。

2. 听力学评估标准

(1) 语后聋患者:双耳纯音气导听阈测定>80 dB HL(0.5 kHz、1 kHz、2 kHz、4 kHz 的平均值,WHO 标准);如果好耳的有助开放短句识别达不到 30%,而听力损失≥75 dB 也可以考虑使用人工耳蜗[美国食品与药物管理局(FDA)的补充标准]。

(2) 语前聋患者:对于婴幼儿需要进行多项客观测听检查和行为测听后进行综合评估,包括听性脑干诱发电位(ABR)检查(最大声输出时无听觉反应);多频稳态测听(ASSR)2 kHz 以上频率 105 dB HL 无反应；畸变产物耳声发射(DPOAE)双耳各频率均无反应；有助声场测听 2 kHz 以上频率听阈未进入听觉语言区，言语识别率(双字词)得分低于 70%，确认患儿不能从助听器中得到有效帮助。

对于没有任何残余听力的患者，如鼓岬电刺激有明确听性反应者仍可考虑行耳蜗植入手术；若鼓岬电刺激没有听性反应者应向患者或家长说明情况，愿意承担手术风险的也可尝试手术。因为人工耳蜗的声音电刺激需要通过残余的螺旋神经节细胞以及植入者本身的耳蜗神经传入听觉中枢，如果植入者没有残余的神经节细胞或者细胞数量很少，又或者没有耳蜗神经的发育，人工耳蜗植入是可能没有任何效果的。

(张超君)

人工耳蜗植入后有哪些风险

2003 年中华医学会耳鼻咽喉科分会公布我国的《人工耳蜗植入工作指南》，其中提到的施行人工耳蜗植入术的可能风险如下。

1. 术中风险

(可能发生)麻醉意外；(可能发生)心、脑血管意外；(可能发生)术中出血量大，需要输血的意外；(可能发生)面神经损伤致暂时或永久性面瘫；(可能发生)鼓索神经损伤致术后味觉改变；(可能发生)鼓膜、外耳道穿孔；(可能发生)乙状窦、硬脑膜受损；

(可能发生)外淋巴漏、脑脊液漏;(可能发生)要移动或去除听骨、鼓索神经等中耳组织结构;(可能发生)电极植入受阻致,有效电极不能完全植入或部分电极受损;(可能发生)因内耳畸形或骨化严重,无法植入电极;(可能发生)各种意外因素致使中止手术或采取抢救措施。

2. 术后风险

(可能发生)皮瓣出血、皮下血肿;(可能发生)局部(如切口、中耳、内耳)感染;(可能)皮瓣坏死;(可能)颅内感染;(可能)发生术后切口瘢痕,装置在耳后皮下隆起;(可能发生)电极移位或脱出;(可能发生)皮瓣增厚影响装置使用,需再次手术削薄;(可能发生)残余听力减退或丧失;(可能发生)耳鸣、眩晕;(可能发生)电极刺激时出现面肌抽搐和其他非听觉刺激;(可能发生)佩戴体外装置导致皮肤过敏或对植入体内的部件过敏。

3. 其他风险

(可能发生)术前期望值与术后效果不一致;(可能发生)装置故障需手术取出或更换;(可能发生)难以适应新声音,甚至要求取出;不能接受产生诱导电流的医学治疗(包括电外科手术、透热疗法、神经刺激疗法、电痉挛疗法、离子放射治疗);做磁共振时可能需再次手术,暂时取出植入体内磁铁;因其他疾病状况所增加的各种风险;目前未知的意外和风险。

人工耳蜗植入存在一定的风险,但并发症的发生率较低,与普通的中耳手术差不多,并且大部分是轻症。

(张超君)

人工耳蜗植入单侧好还是双侧好

听力学研究证明双耳聆听具有以下优势：双耳聆听能够提高听力 5～10 dB；能更好地对声源进行定位，感受立体声；提高噪声环境中的言语识别能力；双耳聆听的听觉记忆好于单耳，特别是短时记忆；日常生活中提高患者的交流及社会技能。

很多研究表明，双侧耳聋患者双侧佩带传统助听器可获益良多。双侧重度聋儿亦尽可能双侧人工耳蜗(cochlear implant, CI)植入以提高植入的效果。

从 1988 年开始，因为技术革新的需要或者某些已植入的一侧人工耳蜗的患者听力表现不佳，就已经开始尝试双侧 CI 植入了。20 世纪 90 年代末，双侧 CI 植入的目的转为希望提供双耳增益，改善在噪声环境下言语理解力，获得更好的信噪比。2004 年，有报道双侧植入占总 CI 植入的 1%，双侧 CI 植入已较以往普遍。近年来，双侧同时 CI 植入成为主流趋势，代替以往的序贯(先后)CI 双侧植入。

双侧 CI 植入对患者的好处在于“植入后尽可能获得最佳听力效果”。其原因为建立了双耳聆听的优势：①消除头影效应：双耳因声源位置不同而听到不同声音强度，比如当声音从左侧发出时，则左耳听到的声音要明显比右耳大，这一现象即为头影效应，由于头部屏障作用产生，可造成 6～8 dB 的听力强度差异。头影效应在语频范围双耳差异为 7 dB,但在高频双耳差异可达 20 dB。如果双耳植入耳蜗,则双耳均获得合适的信噪比,从而消除头影效应。②保留双耳总和效应:双耳同时听到声音时会觉得声音更响,双耳听力总和效应可获得 3～5 dB 额外增益。③双耳静噪效应:双侧聆听中枢神经系统通过耳间时间差和耳间强度差的存在,可以整合处理降低噪声,从而可以提高信噪比约 3 dB。④声音定位:同一声源到达双耳存在时间差,双耳间的这个时间差对于低频听力定位非常重要;头影效应可形成双耳存在耳间强度差,对于高频听力定位非常重要,上述耳间时间差和耳间强度差综合作用使聆听者能准确进行声源定位。⑤避免单侧 CI 植入的听力剥夺效应:如果双侧耳聋,仅单耳给予补偿,则未予补偿的聋耳的残余听力会随时间的延长而功能退化,产生听力剥夺效应(由 Gelfand 和 Silman 在 1993 年发现)。⑥双侧植入对中枢神经系统的发育刺激比单侧植入更快。单侧耳蜗植入者聆听时需要投入更多的注意力及更多感官系统。

因此,双侧 CI 植入噪声环境下言语理解力增强;可以克服头影效应,获得更好信噪比;安静环境下言语理解力增强;声音定位能力增强;早期双侧 CI 植入,有助于听觉中枢及相关中枢系统的发育。

(张超君)

人工耳蜗植入后如何维护和保养

由于人工耳蜗是高科技产品,其科技含量及工艺要求均较高,目前又是以进口国外产品为主,因此比较昂贵,使用时应注意产品的保养和维护。

1. 人工耳蜗的保养

①储存:当不使用系统时,将其储存于原盒中,松掉耳机和导线,如果是长期保存,应同时将电池去除。储存温度在 5~50 ℃。②清洁:避免任何异物进入系统的任何部件内,清洁器件外部时,可用柔软湿布擦拭。③干燥:洗澡或游泳时请勿佩带外部器件;若环境潮湿或经常大量出汗可将言语处理器、耳机及干燥包一起放在耳蜗附件的专用袋子里或带有活性干燥剂的密封盒子里,经一夜干燥,可去除湿气。

2. 人工耳蜗使用注意事项

①人工耳蜗植入者头颈部不可接受电疗、透热疗法及离子放射治疗。②有些耳蜗植入部件被设计成磁铁可取出,或者直接可以耐受一定强度的核磁共振检查;也有些耳蜗植入部件属于不可取出的磁铁,不可以耐受核磁共振检查。应该在植入前明确相关特性。③头部避免受伤。对头部接收/刺激器位置的冲撞,可能造成植入部件的损伤,而出现故障。④静电放电会损坏植入系统的电子元件或扰乱言语处理器的程序,因此日常生活中应注意静电的影响。应将导线放在衣服里面紧贴皮肤,以

减少带静电物体对导线的吸引和影响；在佩带耳机或言语处理器之前，请先触摸其表面，使其与身体带静电水平平衡；在他人接触孩子的言语处理器或耳机之前，一定要先触摸孩子的手或手臂以平衡静电水平；在玩蹦床或塑料游戏设施时，要先摘掉耳机或言语处理器，只是把它们关掉是不够的；游戏之后，先触摸他人的手、手臂或金属物体放掉静电，方可安全的佩戴耳机和言语处理器；对日常接触的衣物、地毯、汽车坐垫等，使用衣物柔顺剂或抗静电喷雾剂处理；下汽车时，用手握住车筐或车门把手，直到脚接触到地为止，这样可以放掉静电；避免将耳机和言语处理器与电视屏幕或电脑显示屏接触；调机时，调试人员应在电脑屏幕前使用防静电屏。⑤不要在传输线圈上缠绕诸如毛线之类的东西，以避免造成传输信号的中断。⑥更换电池时，一定要先关闭言语处理器，再开启电池仓。⑦帮助人工耳蜗使用者取下外部部件前，应先关机；相反，开机前应先帮助人工耳蜗使用者佩戴好每一个外部部件。

以上的保养主要针对人工耳蜗的外部部件，因为人工耳蜗的植入部件是按照终生使用的要求设计的，如不出现问题不需要定期更换，但是植入部件也和其他类似产品一样有可能损坏，一旦损坏需要重新手术植入。

（张超君）

人工耳蜗植入后能马上听到吗

人工耳蜗实质上是一种特殊的声—电转换电子装置,其工作原理是将环境中的机械声信号转换为电信号,并将该电信号通过电极传入患者耳蜗,刺激患耳残存的听神经使患者产生听觉。目前人工耳蜗的种类很多,但其基本组成部分相同部件由以下四部分组成:拾音器、言语信号处理器、传递—接收/刺激器、电极。

人工耳蜗植入是目前在临床上公认的可以治疗重度感音神经性聋的手段,可以有效地提高患者的听觉功能,同时也为患者提供了保留残余听力的机会。

人工耳蜗植入手术前需要做以下几项检查和评估:医疗常规检查(耳科病史、影像学检查等)、听力学检查、言语语言能力评估、儿童心理、智力及学习能力评估以及家庭和康复条件的评估。内耳严重畸形的患者是人工耳蜗手术的绝对禁忌证,严重的精神、智力、行为及心理障碍以及无法配合听觉言语训练的患者是手术的相对禁忌证。

人工耳蜗植入术后第1～3天,患者需要做耳部CT和反斯氏位片确定植入的电极是否在位及位置是否正确。术后第3～7天,患者仍需住院观察局部和全身是否有不良反应等。术后的第一个月是术后康复期,处于未开机状态,患者还暂时不能听到声音。人工耳蜗的电极要深入内耳的深部,才能稳定地发挥作用，这需要确保植入的位置和内耳神经结构相对稳定。根据相关技术要求，一般术后1个月开机，这时的植入物已不易移位，神经反应也相对稳定，从而保证较好的刺激效果。

人工耳蜗有多种型号和品牌，其设计原理有所区别，使用的调机软硬件以及调机方法、过程和参数也不同。开机后，大多数患者对外界的声音都需要一个逐步适应的过程，比如刚开始有的患者并不能听清楚发音或分辨出男女声，需要经过一段时间的调试和言语功能训练，才能慢慢稳定下来。

因此人工耳蜗植入术后并不是马上能听见声音的，术后1个月是未开机状态下的康复期，待开机调试后，方能听到声音。

语前聋患儿需要言语训练，部分语后聋患者也需要言语训练方可听清声音。

（王　晶）

耳聋对婴幼儿语言发育有什么影响

耳聋按照其发生的时间可分为先天性耳聋和后天性耳聋。

(1) 先天性耳聋：是指在出生之前或出生时导致的耳聋，如遗传性耳聋、母亲怀孕期间服用药物造成的患儿耳聋以及出生时缺氧引起的耳聋等。

(2) 后天性耳聋：是出生后遭受疾病或伤害后出现的耳聋。

按对语言学习的影响可分为语前聋和语后聋。在学习语言以前即已出现的耳聋为语前聋,已经有了语言基础才出现的耳聋为语后聋。

人类对外界声音的感受、对言语的感知以及语言的形成从一出生就开始了。有研究表明,发生在任何年龄阶段的听力损失都会对儿童的听觉和言语发育产生影响,同时还会影响其认知和学习能力,甚至影响其他生存能力的发展。对先天性耳聋的婴幼儿而言,如能早期发现、及时诊断以及尽早采取积极有效的干预措施,再加上科学的听觉言语康复训练,可以使他们获得正常或接近正常的言语发育,最终可以回归社会。

想必大家都听说过聋哑症,其实聋哑症就是听觉与语言障碍均出现问题的病症。婴幼儿出生后或在幼儿时期便出现了双耳重度耳聋,不能正常的听到说话的声音,从而导致无法学习或者无法从启蒙阶段学会说话。其实有部分聋哑人不会说话,并不是语言系统的中枢部分有器质性病变,而是由于耳聋导致丧失了学习语言的能力,这种情况下耳聋是因,哑是结果。

一般情况下若是单侧耳聋或轻度听力障碍,只要有适当的语言和声音的刺激,一般不会因聋而哑。而双侧耳严重的听力障碍,如果不能及时发现、诊断并给予正确的干预康复治疗,错过语言发育的关键时期,那最终面临的可能是“又聋又哑”。婴幼儿在 6 岁之内是理解语言的关键时期,1 岁左右是婴幼儿口语发展的关键时期,因此早期对婴幼儿做听力筛查是非常重要和必要的。

耳聋对于婴幼儿语言发育有很大的影响，所以必须尽早发现、及时治疗。

（王　晶）

耳鸣是否能够治愈

如果将耳鸣治愈的目标定为耳鸣声音的完全消失，不再出现(这是大部分耳鸣就诊者的想法)，那许多特发性耳鸣是无法完全治愈的。但是如果将治疗的重点和目的定为减轻或消除患者与耳鸣相关伴随症状及不良心理反应(2012 年上海耳鸣共识中大部分专家的观点)，耳鸣是可以治疗的，但是需要时间。大部分特发性耳鸣的治疗不会立即起作用，控制耳鸣需要时间和耐心。耳鸣者需要建立适合自己的技能和策略，最终耳鸣即使不能完全消失，它们也很可能会自然地融入生活。

治疗耳鸣，首先确定耳鸣特定症状的潜在原因，针对原因进行治疗。

第二步，找到一种或数种可以减少耳鸣对日常生活影响的方法。比如，在某些情况下，改变饮食或药物可能有助于缓解症状；又比如采用冥想等放松的方法也可以帮助减轻耳朵里不断的响声。耳鸣本身可以是暂时的或持续的，也可以是轻微的或严重的，又可以是渐进的或瞬间的。针对症状的治疗可能无法去除感知到的声音，但是可以帮助耳鸣者管理对大脑中声音的感知。常用的方法包括认知疗法、声治疗、习服治疗、放松治疗、生物反馈治疗等，可以多种方法结合，以降低耳鸣强度，减少耳鸣出现频率，改善耳鸣者生活质量。

第三步，找到一种或数种可以减少耳鸣相关不良心理反应的方法。比如，可以用药物帮助睡眠和舒缓情绪。还可以通过其他一些治疗方案，包括，①认知行为疗法：类似专业的咨询，通过改变消极思维模式和缓解压力，帮助改变身体对耳鸣的情绪反应。②压力和焦虑管理：耳鸣和压力会形成一个恶性循环，通过倾听舒缓/平静的声音、锻炼和冥想等对抗焦虑，应对压力，从而进行良好的情绪管理。

应对耳鸣的治疗，国内外学者依然在进行积极的探索。比如，有的研究人员通过磁刺激（如经颅经皮磁刺激，TMS）或电刺激大脑或者迷走神经观察是否有助于缓解耳鸣症状。也许有一天，人们会发现更好地减轻耳鸣或治愈耳鸣的方法。

（吴拥真）

为什么耳鸣不能仅针对耳朵进行治疗

耳鸣为无相应的外界声源或电刺激的情况下患者主观上在耳内或颅内出现异常鸣响。耳鸣的持续时间长短不一，可以出现在我们每个人的生活中。随着年龄的增长，耳鸣发病率增高。

部分耳鸣只持续很短时间，但是部分耳鸣会反复出现甚至持续存在，这会不停地干扰着耳鸣者的注意力，对工作和生活造成了一定的困扰。当耳鸣引起了足够的重视，耳鸣者也会进一步寻求医学的干预。

耳鸣属于医学中的症状范畴，是众多疾病或不适状态的某一表现形式，耳鸣并不属于一类疾病，因此治疗耳鸣通常是指治疗引起耳鸣的相关疾病。就像我们平时感受到的疼痛，它可能是由感染炎症引起的，也可能是局部创伤导致的或者是肿瘤侵犯导致的神经激惹而引发的，那么我们减轻疼痛的根本解决方法为控制感染、帮助愈合创伤及处理病变原发灶，而不仅仅是口服止痛片而已。同样，治疗耳鸣时，我们需要辨别相关影响因素，找到引起耳鸣的可能病因并针对性治疗而不是单纯地对耳鸣这个症状进行干预。

引起耳鸣的病因很多，包括听觉系统和非听觉系统的因素。听觉系统中，根据耳鸣的病变部位可分为传导性耳鸣、感音神经性耳鸣及中枢性耳鸣。外界声波通过外耳道、鼓膜及听骨链传至内耳时，如这些传音结构发生了病变，声波不能顺利传入内耳，则出现了传导性听力下降，由此出现的耳鸣为传导性耳鸣，常见病变有外耳道耵聍栓塞、鼓膜穿孔、急慢性中耳炎、鼓室积液及听骨链病变等。感音神经性耳鸣常见于耳蜗内及听神经疾患，这些部分的结构功能受损使我们对声音的感觉和认知功能出现障碍，常见于老年性聋、噪声性聋、耳毒性药物性听力损失及听神经瘤等。中枢性耳鸣见于大脑脑干及中枢听觉通路的病变，如颅内肿瘤及脑血管异常等。

非听觉疾病性的耳鸣包括头颈部局部病变引起的耳鸣和全身性疾病性耳鸣。颞颌关节疾患或咬合不良、颈椎关节病或颈部损伤时常伴有咀嚼肌、颞肌及颈肌的肌肉痉挛,可导致张力性头痛或加重耳鸣。全身性疾病如甲状腺功能亢进、糖尿病、贫血、偏头痛、高血压、高血脂、肾脏病、自身免疫性疾病等均可导致耳鸣。

另外,生活的精神压力、疲劳和睡眠障碍均可引起耳鸣,抑郁、烦躁、情绪波动、焦虑等心理障碍亦可引起和加重耳鸣。部分女性患者自觉月经期耳鸣症状会有所加重,甚至某些奶酪类食品、巧克力、含咖啡因饮料、酒精及烟草也可加重耳鸣。

因此,引起耳鸣的因素众多。治疗耳鸣除了需要针对那些有临床干预指征的病理性因素,同时也需要预防及减少引起和加重耳鸣的非病理性因素,而不能仅仅针对耳朵进行治疗。

(邓文瑶)

耳鸣的治疗方法有哪几大类

耳鸣是指我们耳内感知到的异常鸣响,常表现为电流声、蝉鸣声或流水声等。引起耳鸣的因素极多,不同的病因导致的耳鸣症状常无明显特异性。临床上即使有完善的辅助检查,有时候也难以做出正确的病因及病变部位的诊断。有时耳鸣病因明确但耳内损伤已不可逆时则存在治疗的困难。部分耳内病变,如中耳炎或鼓膜穿孔虽已得到规范治疗并达到临床治愈,但仍可能存在耳鸣的症状。因此,耳鸣的治疗仍是个棘手的问题。

目前用于评价耳鸣治疗效果的标准是耳鸣是否减轻以及患者的焦虑是否解除,并非像其他疾病那样根据是否治愈来判断耳鸣的治疗效果。

耳鸣的治疗方法目前主要分为以下几大类。

(1) 手术治疗:手术治疗是对引起耳鸣的部分疾病进行外科治疗。如动静脉瘘、动脉瘤、乙状窦骨壁缺损、乙状窦憩室等引起的有节律的搏动性耳鸣,通过去除相关病因后,耳鸣可得到有效缓解。

(2) 药物治疗:迄今为止,耳鸣的治疗尚无特效药。用于治疗耳鸣的药物基本分为两大类:①基本疾病的治疗,如对中耳炎、梅尼埃病、甲状腺功能亢进等引起耳鸣的疾病的基本药物治疗;②耳鸣的对症治疗,主要是减轻耳鸣对患者的影响或抑制耳鸣,而目前临床上的耳鸣常用药包括中成药和西药,常用药物为银杏叶制剂、复方丹参和甲钴胺等,主要为改善耳内微循环和营养神经的作用,存在疗效不肯定及副作用较多的问题。此外,抗焦虑药和抗抑郁药以及助眠药也可以在病情需要的时候合理使用。

(3) 助听器治疗:助听器治疗耳鸣主要是对于伴有听力下降的患者。助听器可以通过放大各种外界声源的声音以掩蔽耳鸣,同时患者听力的提高也降低了其对耳鸣的关注。部分助听器还引入了禅音等声治疗的声音,可使耳鸣受到部分或完全掩蔽,属于掩蔽疗法中的一种。

(4) 掩蔽疗法:许多患者早已发现在嘈杂环境中耳鸣有减轻或消失的现象。掩蔽疗法是一种通过外界给声来减弱或消除耳鸣的治疗方式,常用的外部声音有窄带噪声、宽带噪声、自然声以及音乐声。常见的掩蔽方式是选择频率与耳鸣音调相匹配、声音强度为耳鸣掩蔽阈上数分贝的声音类型作为掩蔽声以实现完全掩蔽;对于无法完全掩蔽者,也可采用低于掩蔽阈强度的、患者易于接受的掩蔽声。从心理学上看,比起自身耳鸣患者会更乐意接受掩蔽声,且掩蔽声可由患者自行调节音量并选择是否使用,可取得较好的效果。

(5) 心理学治疗:耳鸣的心理学治疗是指通过认知疗法、生物反馈疗法等方式使患者正确认识耳鸣的特点及消除不必要的顾虑,减轻患者的身心负担,并通过一定的反馈信息以训练和调节自己,从而控制某种病理过程。心理学治疗主要是影响及改变患者的心理状态和心理障碍,使耳鸣易于耐受,在一定程度上达到打断恶性循环、治疗耳鸣的目的。

(6) 耳鸣习服疗法:耳鸣习服疗法主要通过心理指导和声治疗结合的方法,通过自上而下调节听觉系统、边缘及自主神经系统之间的相互影响来使患者尽快达到对耳鸣的适应和习惯。该疗法短期效果不明显,必须长期坚持训练。

(7) 耳鸣的联合治疗:耳鸣的治疗方法很多,单一的治疗方式有时难以达到满意的治疗效果。除了有明确病因的耳鸣外,包括药物治疗、声治疗及认知行为治疗等在内的联合治疗,将可能有减少药物使用量，协同各方面疗效及缩短治疗时间，达到更为有效的治疗效果。

（邓文瑶）

耳鸣和疼痛治疗上有何相似性

(1) 警示作用：耳鸣作为耳鼻喉科的常见症状，几乎出现在每个人的生活中。耳鸣不属于某一类疾病，只是一种被我们所感知的部分疾病或身体不适的外在表现，提示生活或者工作或者身体等方面存在不健康因素。同样地，疼痛是体现身体状态不佳的最常见症状。疼痛是由一系列病理性和生理性因素引起的，如闷胀、针刺、撕裂及刀割样等异样的感觉，具有警示和保护作用。

(2) 产生原因：疼痛与耳鸣皆具有众多影响因素。引起疼痛的诸多病因有局部及全身因素，有局部外伤、感染及肿块压迫引起的疼痛，也包括可能由神经损伤引起的神经病理性疼痛，甚至是缺少确切损伤证据的三叉神经痛及紧张性疼痛等。耳鸣也有很多因素参与，听觉系统（包括周围听觉系统以及中枢听觉系统）、非听觉系统（心血管系统、颈椎、颞下颌关节、内分泌系统等）、心理因素的病变均会引起耳鸣。

(3) 治疗原则：二者的治疗原则基本相同。

① 病因治疗原则。要根据耳鸣和疼痛的具体病因进行对应

的治疗，从根本上解决耳鸣和疼痛的源头。比如，引起疼痛最常见的是局部因素，临床上通常通过控制局部感染、促进局部创伤愈合以及局部肿块切除来治疗相关的疾病同时减轻疼痛。就像耳鸣的产生大部分与耳部疾病相关，治疗耳鸣最有效的方法也是明确病因后的对因治疗，如治疗中耳炎症、外耳道的疾患及手术治疗动静脉瘘和乙状窦骨壁缺损等。

② 对症治疗。引起疼痛的很多病因是难以明确的或者虽然病因明确但却不可完全控制的，比如三叉神经痛、恶性肿瘤引起的癌性疼痛及放化疗引起的神经毒性造成的疼痛等。类似地，引起耳鸣的噪声性聋、老年性聋等耳聋也是难以被治愈的。病因治疗难以实现时，我们通常采用的是药物对症治疗。根据疼痛的剧烈程度不同，止痛药物的种类和剂量千差万别，口服治疗无效时甚至可使用麻醉镇痛药、镇痛泵及神经阻滞等。而耳鸣的药物对症治疗中，除了包括为改善耳内微循环和营养神经作用的中成药和西药，也包括部分抗焦虑药和抗抑郁药，主要是为了减轻耳鸣对患者的影响。药物对症治疗虽然可能无法根治疼痛和耳鸣，但是对减轻相应的症状带来了很大程度的帮助。

(4) 音乐治疗方式：在耳鸣的治疗中，音乐治疗作为掩蔽治疗中的一种，通过外界给声的方式来减弱或消除耳鸣。同样地，音乐治疗在缓解疼痛方面也运用得越来越广泛。音乐刺激可使患者的注意力转移，让患者的自我意识增强，有助于患者适应疼痛的感受。同时，音乐治疗可影响患者的神经内分泌系统，通过减少肾上腺素交感神经的激活和提高内啡肽的水平来减轻疼痛。因此，在耳鸣中具有举足轻重作用的音乐治疗，在缓解腰痛、分娩疼痛、癌性疼痛和术后疼痛等方面亦具有良好的作用。

此外，我们对耳鸣的管理模式是基于病因和症状的综合治疗，就如治疗疼痛的过程中，止痛只是缓解疼痛的其中一部分。

（邓文瑶）

耳鸣如何咨询？什么是心理教育疗法

耳鸣常常伴随着心理问题，研究显示，以耳鸣为主诉就诊的患者常常同时伴有焦虑、抑郁及睡眠障碍、注意力不集中、记忆力减退及心绪不佳等心理症状。耳鸣与心理障碍密切相关，心理因素对耳鸣的发生发展会产生不同程度的影响，而耳鸣本身又可以对患者的心理状态产生影响。这种相互作用是决定耳鸣患者症状及其严重程度的重要因素，适时正确评价及处理应对耳鸣患者的心理问题可以对临床上制定治疗方案提供指导，其目标不仅仅是减轻耳鸣，更重要的是使患者减少与耳鸣相关的负面心理因素影响，改善患者的生活质量。对耳鸣患者的心理状态应给予高度重视，除了必要时精神科医生专业治疗外，非精神科医生或者耳鸣相关专业人士为耳鸣患者提供咨询及心理教育亦是耳鸣治疗和康复中不可缺少的重要部分。

耳鸣的咨询与心理教育指通过知情、建议和使需要支持的耳鸣患者获得帮助，从而缓解耳鸣患者的心理症状，减少耳鸣患者感知到的与耳鸣相关的烦恼，帮助患者理解并从容应对耳鸣。在内容形式上，耳鼻喉科医生主要提供耳鸣解析咨询，及对耳鸣轻度心理症状的心理教育，更加进一步的专业心理咨询治疗应由专业的精神科医生提供。需根据每个患者不同的耳鸣情况个性化开展，有学者提出完整的耳鸣咨询与心理教育治疗目标包括：改变患者思考耳鸣方式的能力；改变患者对耳鸣的行为或精神反应的能力；理解每一个耳鸣患者的需要。在正确积极的医患沟通前提下，具体的咨询与心理教育内容可包括以下方面。

① 需要和目标设定：确定耳鸣患者的需要，帮助患者向着治疗成功的方向努力，获得并维持成功治疗。目标设定对耳鸣患者的行为有正向的影响，有助于使患者集中于治疗方案并积极向前推进，减少对耳鸣的负面影响的关注。

② 耳鸣相关知识：简单明了地向耳鸣患者科普耳朵及听力相关的解剖知识，耳鸣的发病机制，耳鸣的流行病学，耳鸣的研究现状进展，有助于使耳鸣患者全面了解有关于耳鸣的相关知识，减少关于耳鸣未知的恐惧，帮助患者提升治疗的信心。

③ 检查的结果：关于耳鸣的检查结果，如听力学检查等是耳鸣评价的重要指标，详细的评价是制定治疗策略的基础，科学的解释可以缓解患者的部分疑虑，如很多患者错误地认为“久鸣必聋”，通过对听力学检查结果的科普，可以提供正面的解释。

④ 耳鸣的感知与习服：耳鸣的感知不同于正常的声音感知，耳鸣是患者主观的在无声源下对声音信号的主观感知。习服治

疗指由于重复暴露于类似耳鸣相应声音，从而对声音信号的行为反应下降。习服是大多数咨询和声音疗法实践的共同步骤。应该教育患者学习忽略，帮助听觉系统将耳鸣当作是一种不重要的背景声音，学会与耳鸣“和平共处”。

⑤ 注意力：耳鸣患者常常将注意力过度集中于自身的耳鸣，放大了耳鸣带来的负面影响。应帮助患者控制这种过度关注，可以通过转移或者分散注意力，引导听觉系统减少对非自然的耳鸣声音的关注，更多地去听其他真实的声音。

⑥ 日常生活策略：指导患者培养积极健康的生活状态，纠正患者日常生活中不利于耳鸣缓解的生活方式习惯，如告知患者避免噪声接触，谨慎使用耳毒性药物，改善睡眠，养成良好作息等，有助于耳鸣患者的康复。

⑦ 治疗及预后：向患者科普目前关于耳鸣的丰富的治疗方法，告知大部分患者的耳鸣症状预后良好，并不会造成严重后果。让患者不要将耳鸣看作一种“不治之症”。建立患者对治疗的良性认知，建立合理预期，对治疗方案的详细解释有助于提高患者的依从性，改善预后。

通过咨询和心理教育，可以使耳鸣患者了解耳鸣的病因、发病机制和主要治疗方法，针对不同患者的具体病情进行个体化分析，阐明过分的关注及悲观情绪不利于耳鸣症状的缓解，消除患者对耳鸣的负面看法，减轻心理负担，预防形成耳鸣与心理障碍的恶性循环链，避免由于医患沟通的不恰当而对耳鸣患者的心理症状产生负面影响。必要时应推荐患者接受更加专业的精神心理科治疗。当患者经过咨询和心理教育摘下耳鸣“神秘的面纱”,可以进一步提高治疗效果。

（王瑾瑜）

什么是认知行为治疗

认知行为治疗(cognitive behavior therapy, CBT)是一种借助心理学治疗中的认知行为疗法的理论和治疗模式,应用广泛的耳鸣心理治疗策略。指通过行为认知矫正方法改变耳鸣患者不合理的认知观念,时刻把认知矫正与行为矫正联系起来,努力在两者之间建立一种良性循环,取代原来存在的恶性循环,减轻不良症状。

耳鸣的认知行为疗法是由认知理论和行为治疗共同作用形成的一种心理治疗方法。认知过程决定行为的产生,行为的改变也可以影响认知。错误的认知会导致不良的情绪和行为,情绪和行为会反过来加深错误,形成耳鸣患者的恶性循环。因此,认知行为治疗方法包括两个主要部分:认知重建和行为修正,辅助患者改善对于耳鸣的认知,修正错误行为,促进耳鸣习服,在认知、情绪和行为水平改变不良适应模式。治疗方案包括以下几方面。

(1) 放松训练:放松训练是较早用于耳鸣患者的心理治疗方法之一,有助于应对耳鸣引起的紧张和焦虑的情绪,降低患者对耳鸣的应激水平,以减轻耳鸣音和耳鸣引发的烦恼。

(2) 认知重建:错误的认知包括对错误观念和负面想法的认知,很多耳鸣患者的痛苦来源并不是耳鸣的声音,而是患者不良的认知。教导患者进行认知重建,即用新的正确的想法替代悲观的、不现实的想法,建立正面认知。认知重建有助于帮助患者从不同的角度想问题,引导患者改正错误认识模式。

(3) 注意力控制:注意力控制干预使患者意识到实际上可以控制他们的注意力,并且将其转移向外部或内部环境中的其他方面,通过转移对耳鸣的过度关注,使耳鸣减轻甚至消失。指导患者转移集中于耳鸣的注意力,向患者说明耳鸣可以被控制。

(4) 意向训练:意向训练被用来改变耳鸣的负面影响,可以通过“掩蔽”噪声,这种“掩蔽”噪声并非真实的声音,而是通过想象来掩蔽耳鸣,改善耳鸣产生的负面影响,引导患者对耳鸣正面认识。

(5) 困难环境训练:耳鸣患者倾向于回避那些让他们感受到耳鸣,引起耳鸣相关负面情绪的环境。认知行为疗法鼓励患者将自己暴露于这些环境中,目的是使患者认知到自己可以应对这些情况,而不会产生错误认知中的什么负面后果。避免患者将耳鸣作为一个逃避的借口,正确发现内在问题,从而发现合适的解决方案。

认知行为疗法的目标并不是消除耳鸣声音本身,而是在于改变对耳鸣认知、情绪和行为反应的错误适应。目前 CBT 在的临床应用已验证其对耳鸣治疗的有效性,有助于消除患者关于耳鸣的不良情绪和不良行为的认知根源,减少耳鸣带来的负面影响,提高耳鸣患者生活质量。

(王瑾瑜)

什么是声治疗

声治疗指采用低强度的、较小音量的治疗声音来掩盖部分耳鸣,从而转移患者注意力、减轻长期耳鸣带来的精神压力或不良情绪,从而适应、缓解耳鸣症状。可以通过不同的有效方法以运用其他声音来减轻患者对自身耳鸣音的感知,减轻耳鸣的影响和耳鸣引起的伴随症状,改善耳鸣患者的生活质量。目前常见的声治疗方法有以下几种。

1. 耳鸣掩蔽疗法

耳鸣掩蔽疗法(tinnitus masking therapy, TMT)指通过对耳鸣的性质进行一系列测试,包括耳鸣音调匹配、响度匹配、残余抑制试验、最小掩蔽阈值、耳鸣掩蔽曲线等后,选定与耳鸣音调和响度相匹配的特定的外界声源作为掩蔽声,患者在医师的指导下听掩蔽声,以达到抑制耳鸣或减轻耳鸣症状的一种方法。掩蔽声治疗主要包括完全掩蔽、不全掩蔽和循序掩蔽。掩蔽声应该与患者的耳鸣声调相同或接近。目前研究报道总体有效率在21%~67%之间,其中循序掩蔽效果最好。

2. 耳鸣习服疗法

耳鸣习服疗法(tinnitus retraining therapy, TRT)是一种基

于耳鸣的神经生理模型治疗耳鸣并降低患者对耳鸣音耐受性，使患者适应和习惯耳鸣的综合治疗方法。TRT 包括咨询和声治疗两部分。咨询部分类似于耳鸣的行为认知疗法；TRT 声治疗的主要方法是由专业人员定期给予习服治疗指导，包括耳鸣不全掩蔽、放松训练、转移注意力和心理咨询等。TRT 的声治疗是需长期使用有声材料(可以使用声音发生器、联合设备或助听器执行发声，音量低于患者耳鸣声)对耳鸣达到适应习惯和移除耳鸣对患者生活的影响的目的。研究表明 80%以上使用 TRT 的患者耳鸣显著改善或治愈。

3. 个性化声治疗

个性化声治疗指针对不同类型耳鸣患者的个体化治疗方案。具有简单易操作、几乎没有不良反应、特异性强、有效性高和患者依从性良好等特点，常用的个性化音乐治疗如下。

(1) 耳鸣神经音乐疗法(neuromonics tinnitus therapy, NTT)：NTT 是在熟悉耳鸣康复训练的临床医生指导下，结合定制的声刺激和结构化的咨询的一种治疗方法。用个性化音乐来代替传统的掩蔽声，将根据耳鸣患者听力情况进行音乐声音片段的特定声谱修改，使用特定的可携带音频播放器治疗。可以令患者在愉悦和放松的刺激中产生间歇性的瞬时耳鸣感觉，从而促进患者对耳鸣脱敏。NTT 对耳鸣症状的严重程度和耳鸣对生活质量产生的影响提供了快速而有效的改善，同时可以持续稳定地缓解耳鸣烦扰。

(2) 海德堡神经音乐疗法(heidelberg neuro-music therapy, HNMT)：HNMT 是由德国音乐治疗中心首次提出的一种基于耳鸣治疗模型的新颖音乐治疗方法，在诊疗中结合了心理学、听力学和功能性成像程序。是一种整合了已知有效的声学和心理治疗技术的特定的音乐干预措施，包含了耳鸣咨询服务、共振训练、神经听觉皮层训练和耳鸣调节训练，从而达到耳鸣脱敏和减轻耳鸣烦扰症状的目的。HNMT 在治疗持续时间、有效性和稳定随访性方面都具有很好的优势。长期疗效分析证实 HNMT 不仅可以在短期内有效减轻耳鸣症状，在长达 5.4 年的长期研究中也被证实其有效性。

(3) 个性化切迹音乐治疗(tailor-made notched music training, TMNMT)：TMNMT 通过使用一种完全消除耳鸣频率后制成的个性化切迹音乐产生听觉刺激，激活大脑在编码耳鸣频率的局部区域重塑过程，影响皮层之间的侧向抑制，抑制耳鸣频率范围内的听神经皮层活动，以减少耳鸣的活动和感知。研究证实 TMNMT 可以降低耳鸣患者的耳鸣障碍量表评分，降低患者的主观耳鸣响度、耳鸣相关烦扰和耳鸣相关听觉皮层诱发活动。并且 TMNMT 的治疗效果不受性别、耳鸣侧别、听力水平、耳鸣的频率、耳鸣持续时间和耳鸣响度的影响。

(4) 中医五行音乐疗法：中医五行音乐疗法是具有中国特色的一种独特的中医音乐治疗方法。在中医传统五音理论的指导下，运用角、徵、宫、商、羽 5 种不同音阶调的音乐对应于人体的五脏和五志运用阴阳五行学有机整合联系在一起，用于调理患者的耳鸣。

针对肝气郁结型主观性耳鸣患者，研究发现五音疗法治疗 1 个月后耳鸣障碍量表评分、耳鸣响度匹配、严重程度以及耳鸣疗效均优于耳鸣掩蔽治疗组，五音疗法在改善耳鸣患者精神抑郁状态和睡眠质量障碍方面具有优势。同时五音疗法联合耳部循经艾灸、辩证针刺或穴位按摩均证实了良好的临床疗效。

此外，近年来基于网络的个性化定制声音治疗和各类声治疗相关手机 APP 蓬勃发展，弥补了传统声治疗特异性缺乏的弱势，具有特异性高、操作便捷和不良反应少等特点，证明了其治疗耳鸣的显著有效性。声治疗已在临床上广泛用于耳鸣患者的治疗，不同方式的声治疗也都被证实其有效性，针对声治疗的研究也逐渐成为耳鸣治疗中的热门，其中个性化音乐治疗逐渐成为临床实践中的主流治疗方法，在临床中普遍推广。

（王瑾瑜）

声治疗设备有哪几大类

上文我们介绍了常见的声治疗模式，接下来，我们来了解一下声治疗设备有哪些？

1. 随身听或 CD 唱碟

将适用于耳鸣患者的治疗声音录制成磁带或 CD，然后经随身听或 CD 机播放，调节音量以控制强度。此种掩蔽效果较好，应保证灌录的磁带要高保真，随身听质量要有保证，听声方式应合适。专业人员应指导患者使用音量及使用时间，CD 唱碟保真度较随身听高。

2. 窄带噪声发生器

可选择与耳鸣音调中心频率一致的窄带噪声进行治疗，但根据 Feldmann 的掩蔽曲线分型，窄带噪声只对会聚型耳鸣患者有效，因此这种治疗模式仅能应用于部分患者。

3. 助听器

主要应用于耳鸣主调频率在 4 kHz 以下，有轻度或中度耳聋的患者(因为它仅通过增大外界声音，放大后频率主要集中在 4 kHz 以下)。对于耳鸣伴有听力下降的患者，验配助听器可以作为首选方案，但其治疗的针对性较高，因此在耳鸣治疗中的应用范围较为局限。

4. 专用的耳鸣掩蔽仪

能产生很多种声音，包括宽带噪声、窄带噪声且频率范围及噪声输出强度可调，在部分医院中有应用，因患者必须到指定地点接受治疗，受限较多。

5. 耳鸣掩蔽助听器

是助听器和耳鸣掩蔽器两者相结合，由于价格较高而针对性不强，目前应用较少。

6. 手机 APP

随着科技的进步，专业针对耳鸣治疗的手机 APP 涌现，可以进行在线的耳鸣频率和响度匹配并定制个性化耳鸣治疗声，因使用方便且有效在临床中大力推广。

（王瑾瑜）

什么是耳鸣习服治疗

耳鸣习服疗法(TRT)是当今国际上认可度较广的耳鸣综合治疗方法。以耳鸣神经模型为基础,包括咨询和声治疗,应用咨询将耳鸣划分到声音刺激有效的范畴,应用声治疗降低患者大脑内耳鸣相关的神经活动,让耳鸣患者习惯耳鸣的存在。

TRT 的主要方法是由专业人员定期给予习服训练的详细指导,包括放松训练、转移注意力、心理咨询和声治疗四部分。患者应坚持长期训练,使用有声材料达到对耳鸣适应和习惯的目的。

1. 放松训练

精神或情绪紧张可以导致耳鸣,耳鸣也可以反过来加重这种紧张的情绪。耳鸣患者常常伴有紧张、焦虑或抑郁等负面情绪。TRT 强调放松训练,目的是让患者得到身心松弛,因此,又称松弛疗法。常见的放松训练为肌肉放松,方法是闭目静坐或平卧,用意念控制神经和肌肉的紧张性,先从头皮、额部、面部肌肉开始放松,逐渐将上下肢、胸部乃至全身的肌肉放松。

2. 转移注意力

耳鸣患者常常将注意力过度集中在自身的耳鸣上,引导患者学会转移注意力至关重要,患者应该尽量达到不管何时何地何种情况下一旦想到耳鸣,能立即把注意力转移到其他事情上,使耳鸣的影响不再严重,达到对耳鸣的习惯。

3. 心理咨询

大多数耳鸣患者都对耳鸣存在或大或小的疑虑，比如耳鸣久了会引起耳聋吗？耳鸣是否永远治不好了？因此专业人员除为患者进行必要的检查外，更应为患者提供适当的心理咨询。如讲解听觉生理和耳鸣发生的机制，让患者了解自己的耳鸣，不再害怕及恐慌，使患者对耳鸣做到忽略、习惯、遗忘和适应，争取与耳鸣和平共处；消除患者的错误观念，建立自己的耳鸣可以有好的预后的信念。

4. 声治疗

用外界噪声掩蔽耳鸣进行声治疗。执行声治疗的设备包括声音发生器、联合设备和助听器等，所发出的声音可以是各种频率成分都有的白噪声，也可以是有中心频率的窄带噪声，后者的掩蔽效果最好。但由于许多人的耳鸣音调难以匹配，所以耳鸣掩蔽器产生的噪声多为白噪声。不全掩蔽是指用低强度噪声不完全掩蔽耳鸣，噪声强度以刚刚听到为准，不要太大。让患者逐渐习惯和适应与耳鸣相似的外界噪声，并避免噪声加重或造成新的损害。建议每天最少掩蔽 6 h 以上，每次掩蔽时间不超过 1 h，休息 10～20 min 后再进行下一次掩蔽，该方式的方便性使得工作、学习和其他活动时都可以掩蔽。注意不要把因任何原因可能产生烦恼或不舒适的声音作为声治疗的一部分来应用。

TRT 将耳鸣分为五大类，采用不同的声治疗方式。

（王瑾瑜）

什么是耳鸣掩蔽治疗

耳鸣是耳鼻喉科常见疾病，其发生原因较复杂。耳鸣的患病率出现增高趋势，国外报道显示，耳鸣患病率为10%～15%，我国约有1亿多人出现耳鸣症状。目前有很多不同的耳鸣治疗方法，掩蔽治疗是其中一种。

耳鸣掩蔽疗法的机制：采用与耳鸣相似频率的声音，通过对患者的声音传导通路进行刺激，影响其毛细胞离子通路，达到完全掩蔽或者部分掩蔽耳鸣声音的作用。但由于掩蔽疗法需要患者声音神经传导通路正常才可发挥作用，部分耳鸣患者采取掩蔽疗法无法获得良好效果。

耳鸣掩蔽疗法的分类：①根据不同的掩蔽声音，分为窄带噪声掩蔽、白噪声掩蔽等；②根据掩蔽声音的强度，分为完全掩蔽（超过患者听力阈值10 dB，每天可进行多次掩蔽治疗，每次持续10～20 min，持续治疗数个月）和不完全掩蔽（采用低强度的宽带噪声进行，响度控制在患者既可听到耳鸣声又可听到宽带噪声为宜，每天治疗多次，每次持续0.5～1 h，持续治疗多个月）。

耳鸣掩蔽疗效的评价：掩蔽疗法是一种非侵入性且经济有效的治疗方法，在耳鸣的治疗中占有重要地位，多项研究报道耳鸣掩蔽治疗可以在短时间内使耳鸣者耳鸣量表评分显著降低。尽管有主观评分的改善，但目前并没有客观检测可以很好地评价耳鸣掩蔽效果，有研究通过听觉脑干反应（ABR）测试了解耳鸣掩蔽的有效性，发现耳鸣掩蔽治疗前后患者的潜伏期强度函数和峰间潜伏期差异有显著性，但仍然需要进一步的研究证实。另外，最小掩蔽水平（MML，耳鸣掩蔽所需的最小声音强度）也是一种很好的耳鸣掩蔽治疗评价的临床工具。

耳鸣的异质性对其治疗提出了挑战，确定耳鸣的亚型有助于建立个性化的诊断和治疗方式，而了解患者掩蔽模式的差异有助于对耳鸣进行分型。

（任同力）

助听器与耳鸣有什么关系

助听器是一种用来提高听力的电子设备。助听器经历100多年的发展，已经有了隐形助听器、耳背式、耳内式、眼镜式等多种形状，助听效果明显提高。随着技术的革新，助听器也可以设置不同的声音来转移和干预耳鸣患者的注意力。

听力下降是耳鸣非常常见的因素之一，据报道，在许多耳鸣患者中，使用助听器可以改善耳鸣带来的困扰。虽然潜在的生理机制尚不清楚，但事实证明助听器是有益的。

我们可以通过助听器提高听力，或者助听器掩蔽功能来降低耳鸣对我们的影响：①有些听损人士戴上助听器之后，即使没有开启耳鸣掩蔽功能都觉得耳鸣减轻了，那是因为助听器让佩戴者听到了原本听不见的声音，这些声音也能掩盖一部分耳鸣，或者转移了注意力;②助听器可以设置一种和耳鸣声响度或频率差不多的声音或者用白噪声来干预,以此掩蔽耳鸣或者转移耳鸣人士对耳鸣的注意力,达到减轻耳鸣的效果。听力正常的人士也能佩戴助听器进行掩蔽治疗,这是耳鸣习服疗法的一种。但要记住,助听器的耳鸣掩蔽功能一定要在听力师的指导下使用。

基本的助听器耳鸣治疗流程如下:患者在临床上完成全面的听力评估、听觉障碍的诊断与筛查,之后进行助听器评估、定制和调试佩戴。目前很多后续预约可以渐渐通过远程医疗来完成。

目前许多国内外相关临床研究表明,听力通过助听器获得补偿,并通过助听器声音掩蔽治疗后,耳鸣可以获得较好的改善,尤其与听力损失相关的慢性耳鸣症状。所以,听力损失伴慢性耳鸣的患者佩戴助听器后,既可以提高听力,又能够改善耳鸣,是一个非常值得选择的治疗方式。

（任同力）

耳鸣的音乐治疗有哪些注意事项

耳鸣的音乐治疗是声治疗的一种方式,通过定制个性化音乐,在耳鸣掩蔽治疗的同时,渐渐中断耳鸣与其他中枢皮层的联系,调节耳鸣对情绪的影响,达到最终治疗目的。那么我们在治疗过程中需要注意些什么呢？

开始音乐治疗前，首先需要进行全面评估，排除一些器质性疾病的可能。在明确诊断后，再去选择治疗方案。不要随意听说或者自作主张地就开始音乐治疗。

带着积极乐观的心态去接受耳鸣的音乐治疗，正确看待耳鸣，尽可能地让自己放松心情，保证睡眠。音乐本身是美好的，我们需要欣赏这种美好，使它成为治疗耳鸣的美好方案。根据专业医生的指导，选择正规的音乐治疗方案。对专业治疗方案要有足够的信任和坚持，不是听了三两天，觉得毫无用处，就半途而废。其实，音乐治疗的过程相对较长，耳鸣的掩蔽和重塑确实需要时间，我们要像平时热爱某种音乐或者电视剧一样地去坚持。要选择合适的聆听设备，外放音乐或者耳机都可以，使用耳机则要控制时间。音量设置为刚刚能听到音乐而又听不到耳鸣最为适宜，过高的音量会对听力造成损害。聆听时间并不是越久越好，根据治疗方案进行选择，一定要把握好度，才能获得良好效果。

定期随访和评估是必需的，以便根据病情变化及时调整治疗方案，适合患者自身的方案才能把音乐的治疗作用充分发挥出来。

（任同力）

什么是耳鸣外科治疗

耳鸣的外科治疗常见于客观性耳鸣，并不适合特发性耳鸣的治疗。

客观性耳鸣中最为常见的是搏动性耳鸣，特别是与血管相关的搏动性耳鸣。耳鸣节奏与心跳一致，压迫同侧颈部血管耳鸣可减轻。乙状窦憩室、动静脉瘘、鼓室体瘤等疾病，都会表现为与心跳一致的搏动性耳鸣。而这些疾病，可以先进行保守治疗，如脑脊液压力高的患者需降低颅压。如果保守治疗无效，耳鸣对患者日常生活影响大，患者有强烈要求，则可以通过外科治疗的方式对耳鸣进行干预。

术前要进行全面评估，可包括：听力检查、声阻抗、镫骨肌反射、鼓膜内镜照片、耳部薄层 CT、颅脑 MRA＋MRV、乳突及颈部超声检查、脑脊液压力测试等。

如果确诊搏动性耳鸣是由于乙状窦骨壁缺损、乙状窦憩室等原因引起，可通过手术增厚加固乙状窦骨壁、缩窄乙状窦、侧颅底血管重建等来治疗。鼓室体瘤或者颈静脉球体瘤，也可以伴随搏动性耳鸣，需要通过手术切除瘤体来治疗。随着介入及综合杂交手术室的开展，动静脉瘘引起的血管搏动性耳鸣也可以通过介入治疗获得确切疗效。

总之，耳鸣外科治疗是客观性耳鸣的一种重要治疗方式。是否能够进行外科干预，选择合作方案进行治疗，需要在全面评估和作出正确诊断的基础上才能明确。

（任同力）

什么是耳鸣磁刺激治疗

耳鸣被认为是在没有外部声源的情况下对声音的感知，不同的大脑区域可能参与这种不同的感知。流行病学研究表明，成人耳鸣的发病率为10%～15%。慢性耳鸣的患者大多有一定程度的听力损失，可引起注意力或睡眠障碍，甚至导致焦虑和抑郁，严重影响生活质量。

最近一些研究发现，听觉皮层和非听觉皮层神经元活动和突触可塑性的变化在改善耳鸣方面起着重要作用。尽管尚未完全阐明，但已经进行了各种尝试来调节神经活动的变化，其中低频重复经颅磁刺激(rTMS)听觉皮层已被提出作为一种治疗耳鸣的新型治疗工具。TMS技术是非侵入性的，应用电磁学原理刺激大脑。作为一种经证实的无创性脑刺激技术，可调节相关神经系统的活动，通过在头皮上放置线圈，施加有节奏的短磁脉冲，来抑制耳鸣大脑皮层在直接受刺激和相关功能连接区域的兴奋性。许多临床研究表明，在颞顶叶重复(每天1 200～2 000次脉冲，持续5～10天)低频rTMS可以减少耳鸣，并提示其积极作用可能是由耳鸣相关的大脑网络与短磁脉冲刺激在情绪、注意力和感知方面的复杂交互作用引起的。

之前的一项研究发现，rTMS的应用可以显著改善治疗组耳鸣的严重程度，并且耐受性良好。与对照组相比，rTMS刺激对耳鸣有明显的抑制作用。脑磁图显示rTMS刺激后耳鸣患者大脑皮层的α带的振荡功率增加。MRI 功能成像方法显示耳鸣患者治疗后确实出现相应变化。然而,由于 rTMS 治疗耳鸣的刺激区域、参数、范围和时间存在差异,rTMS 对耳鸣的治疗效果尚未达成一致,目前也缺乏确切的 rTMS 治疗方案。不过,对于一些其他方式治疗效果不佳的耳鸣患者,经颅磁刺激治疗也是一个值得选择和尝试的方法。

(任同力)

人工耳蜗植入与耳鸣有什么关系

1. 人工耳蜗植入可以改善耳鸣

耳鸣患者中高比例的听力损失表明之间有一定的因果关系,这提示改善听力可能会减轻耳鸣。目前多数学者认为,人工耳蜗植入术可以部分或完全抑制耳鸣。一项系统回顾研究发现:人工耳蜗(CI)患者术前耳鸣的患病率为 66%～86%,而术后 8%～45%的患者耳鸣基本消失(完全抑制),25%～72%的与术前相比耳鸣缓解。这可能是通过恢复听觉传入来减少中枢性声音补偿,从而减轻耳鸣信号的相关机制来实现的。

虽然通过人工耳蜗植入进行电刺激可以成功治疗部分顽固性耳鸣,有效降低耳鸣患者的不良情绪反应,但是耳鸣的主观感知(如响度)和与耳鸣相关的痛苦在一定程度上又是独立的,因此,仍有部分患者 CI 后耳鸣依然不能缓解。

2. 人工耳蜗植入可能增加耳鸣

此外有数据表明，人工耳蜗植入对耳鸣有积极影响，但也有报道称会诱发(暂时性或永久性)耳鸣：0%～25%的患者报告人工耳蜗植入术后耳鸣更加明显；0%～20%的患者人工耳蜗植入术前无耳鸣，但是术后出现耳鸣。还有研究报道，那些害怕出现耳鸣或害怕耳鸣恶化的患者术后耳鸣容易加重。

3. 耳鸣可能会干扰人工耳蜗植入程序

临床观察表明，耳鸣可能会干扰人工耳蜗植入程序，(一种优化声学信息传输以支持人工耳蜗语音感知的过程)。耳鸣会使人工耳蜗植入程序的阈值水平测量变得更加困难，因为患者会将耳鸣与 CI 刺激混淆，且耳鸣患者的阈值水平明显高于无耳鸣的患者。有的 CI 患者因害怕“响亮”的人工耳蜗刺激声会加重耳鸣而影响最大舒适度刺激水平的测量。

耳鸣会使患者人工耳蜗植入程序编程变得更加困难，因此针对此类患者需要特定的编程策略，还需要通过进一步的研究来评估对言语感知等结果的潜在影响。

（任同力）

耳鸣有哪些治疗误区

1. “久鸣必聋”是伪命题

耳鸣患者经常伴有听力下降，所以很多人认为只要耳鸣不消失，耳聋就会越来越严重。其实耳鸣和耳聋都只是疾病的症状，而不是相互影响的原因，所以“久鸣必聋”是伪命题。当然，如果原有的耳鸣突然加重且短期内不能缓解，还是需要及时去耳鼻喉科就诊，因为造成耳鸣加重的原因也可能会引发听力下降，需要准确诊断及时处理，以免错失最佳治疗时机。

2.“网上查阅”要慎重

互联网的快速发展，使人们获取知识的渠道拓宽了，但网上提供的信息质量参差不齐，有的科学真实，有的错误虚假。很多患者出现耳鸣，第一时间不是去正规医院诊治，而是先去网上查找相关资料。由于缺乏专业知识培训，不能够对各种信息作出正确判断和取舍，经常会被网上危言耸听的帖子所惊吓，从而形成了对耳鸣的错误认知，同时因为害怕而影响睡眠和情绪，最终让耳鸣症状加重。

3.“对号入座”要慎重

很多耳部疾病都可能伴随耳鸣，当耳鸣患者查阅资料时候，很容易对号入座。比如，当查到耳鸣是听神经瘤的症状之一的时候，就很恐慌的认为自己得了听神经瘤，然后反复询问医生(线上或者线下)，之后就进入恶性循环。在等待核磁共振检查时候，辗转反侧，难以入眠，随之耳鸣逐渐加剧。耳鸣是耳部、全身、睡眠、情绪等多种因素都可引发的症状，需要专业医生通过全面评估才能作出判断。

4.“牺牲听力”不能解决

有的患者为了消除耳鸣，尝试各种偏方、药物、治疗方案，更有甚者看遍很多地方的医院甚至小诊所，最后进入焦虑抑郁状态。医生常听到的一句话是:能不能把耳神经切断,没有听力没关系,只要耳鸣消失。这个想法是错的。耳鸣可能是听觉中枢代偿后的反应,越没有听力,听觉中枢反而会更兴奋,造成更严重的耳鸣。所以治疗耳鸣,要想办法提高听力才是正道,包括使用助听器和人工耳蜗进行听力康复等。

5.“病友群”不要全信

耳鸣患者为寻求更多的治疗方法,会通过各种渠道加入很多病友群进行交流。其实群里的人员结构很复杂,有些可能并不一定是真正的患者,提供交流的信息也未必真实。所以耳鸣患者还是要到正规医院寻求专业人员的帮助,不要轻易听信不科学的观点。

（任同力）

耳鸣耳聋的日常管理和预防

您知道“爱耳日”吗

2000 年中国确定每年的 3 月 3 日为全国“爱耳日”，并于当年 3 月开展第一次“爱耳日”宣传教育活动。我们所取得的成绩引起了世界卫生组织的注意。2007 年，首届国际听力障碍预防与康复大会在北京召开。会议发表《北京宣言》，发出确立“国际爱耳日”的倡议。2013 年 3 月，世界卫生组织将“中国爱耳日”确定为“国际爱耳日”。

众所周知，听力是人类相互交流和认识世界的重要窗口之一。然而，无论是新生儿、幼儿、成年人还是老年人，都可能受到耳部疾病和听力障碍的困扰。听力的障碍严重影响着人们的生活、学习和社会交往。20 世纪 80 年代，我国听力语言障碍的残疾人居各类残疾之首，其中 7 岁以下的聋儿约占 4%，为有效开展聋儿康复和预防工作，1988 年聋儿康复工作作为一项抢救性工程列入国家计划，系统实施。除采取有效的康复手段外，积极开展预防工作、降低耳聋发生率、控制新生聋儿数量的增长也是一份十分重要的工作。

据世界卫生组织估算，全世界有轻度听力损失者近 6 亿，中度以上的听力损失者 2.5 亿。目前我国有听力障碍残疾人

2 057 万，居各类残疾之首，占全国人口的 16.79‰，其中 7 岁以下聋幼儿可达 80 万，每年还将新产生聋儿 3 万余名。随着人口寿命增长和老龄化，老年性聋的人数不断增加。听力障碍严重影响着这些人的社会交往和个人生活质量。

2021 年 3 月 2 日，世界卫生组织发布《世界听力报告》，指出目前全球 1/5 的人听力受损，听力损失影响全球超过 15 亿人，预测到 2050 年，全球有 25 亿人——即每 4 人中有 1 人将遭受某种程度的听力损失。听力损失正成为全球日益关注的公共卫生问题，其造成的原因包括耳部感染、使用耳毒性药物、噪声、遗传性因素等。现代生活中，我们每个人都面临听力损失的风险，而大多数听力损失往往不易察觉。

如果在出现以下情况中的一条或几条，提示听力有下降的可能，需要及时采取相关措施。具体包括：与别人交流困难，经常要别人重复，或者答非所问；在噪声环境中感到听声困难；需要将电视机、手机音量调到很大；除非距离很近、注意力很专注，否则很难或者不能听到电话声、手机铃声；感到头颅里或者耳朵里有声音（嗡嗡声、蝉鸣声等）；有突发眩晕、耳闷等症状；对于婴幼儿，如果出现追声不灵敏、反应变迟钝、言语发育迟缓或者口齿不清等。

爱护眼睛、保护视力，需要定期去医院做视力检查。同样，如果您出现上述 7 种情况的一种或者几种时，也要及时去医院进行听力检查。

朋友们，让我们一起好好爱护耳朵、保护听力，尽情倾听世界的声音吧！

（王家佳）

如何预防噪声引起的耳聋

现代社会中，噪声在人类生存的空间里随时随地都存在。飞机的起降、汽车马达的轰鸣、建筑物/公寓楼里的房屋装修，甚至是空调外机运转的声音都会是噪声。从生理学讲，就是一切不需要的，使人烦恼的声音，都属于噪声。交通噪声、环境噪声和机械噪声，空气动力与电磁噪声组成的生产噪声等的污染已成为世界性公害，也给我们的听力造成了前所未有的损伤！研究发现，低于 70 dB 的声音一般不会造成听力减退。处在 85 dB 的环境中，每天少于 45 min 对听力造成伤害较小，可是一旦高出 85 dB，或者每天 8 h 处在高分贝环境中，将会面临永久性的听力下降的风险。

近年来，随着人们生活方式的改变，耳机的使用越来越频繁，尤其是青少年。甚至可以说是人手一副耳机或者几副耳机，无论是马路上，还是公交、地铁上，追剧、刷视频、听音乐的人都需要戴耳机。耳机的音量输出一般在 84～120 dB 之间。由于耳机紧紧地压着耳朵，高强度的声能不断冲击鼓膜，且不能向周围释放，易造成内耳毛细胞的损伤，久而久之可使听力下降，导致噪声性耳聋的发生。然而，许多人往往数年后才发觉有听力减退,而在早期并不会感觉到明显症状。

那么在日常生活中,我们该如何保护听力,避免噪声性耳聋的发生呢?①个人尽量避免接触噪声;②监测自己周围的噪声水平,减少接触噪声的时间;③使用个人音频设备时,如听歌或者工作环境确定设备的听力安全水平。如果经常工作在嘈杂场所或者去酒吧,可使用耳塞。如果不得不经常使用耳机要遵循三个 60 原则:音量不超过耳机最大音量的 60%,音量不超过 60 dB,每次使用耳机时间最长不要超过 60 min;④对于长期接触噪声的人群及职工应该积极开展听力健康知识教育宣传,为员工定期检测听力,及早做到防护,从而有效预防噪声性耳聋的发生和降低其听力损害的程度;⑤特别要强调的是耳机的使用越来越广泛,注意不要在嘈杂的环境中使用耳机,耳罩式、骨导式耳机在相同音量情况下可能比入耳式耳机造成的损害小,选择正确的合适耳机对保护听力极其重要!

看到了这些,您是否对如何保护我们的听力,避免噪声性耳聋有所了解了呢?

(王家佳)

夜间耳鸣无法入睡怎么办

很多患者都会描述耳鸣症状在白天很轻甚至察觉不到,但一到晚上就会明显加重,严重影响睡眠,第二天无法集中精力工作，生活质量受到严重影响。这种情况如何应对呢？

耳鸣是主观感觉上的一种不良刺激反应，它的发生机制较为复杂，与脑部供血不足、疲劳、压力大及睡眠质量等因素都密切相关。由于病因机制复杂，影响因素众多，所以耳鸣治疗并没有特效药。

在白天因为人们处在相对嘈杂的环境中，环境噪声会掩盖住耳鸣的声音，常常感觉不到耳鸣存在。但到了夜间，周围的环境比较安静，没有掩盖声音后，大部分患者的耳鸣感受就明显了，影响了睡眠，还会诱发焦虑抑郁情绪。有研究提示，耳鸣患者的浅睡眠会延长，深睡眠会缩短，睡眠中觉醒次数较多，睡眠效率更低，并且浅睡眠延长时耳鸣严重程度可能更高。久而久之，患者对耳鸣的困惑及治疗的期望更加影响睡眠质量，而睡眠障碍加重会引发耳鸣程度加重，最终形成恶性循环。

遇到这样的情况，相应的对症治疗必不可少。耳鸣治疗应不以消除耳鸣为目的，而是减轻耳鸣感知及不适躯体症状。患者就诊时医生应先从详细询问病史着手，了解患者发病前后睡眠质量、生活状况（如平素是否过度劳累、是否存在工作压力大、生活是否遇到较大的挫折）及伴随的不良情绪对睡眠的影响，这些诱因与耳鸣出现时间的相关性，协助患者寻找其发病诱因并进行适当的生活调整。其次，耳鸣患者常常存在许多困惑，包括对耳鸣知识缺乏及内心担忧等，并从网络渠道了解到许多负面信息，增加患者焦虑情绪，这些不良情绪也严重影响睡眠，需要注重科学教育，及时的心理疏导，鼓励患者按照慢病管理正面、积极、有序地开展治疗。部分患者如失眠严重，还可以考虑褪黑素等进一步的药物治疗方法。

声治疗是近年来耳鸣治疗的一类新策略。它能通过外界声音刺激，减轻大脑皮层对耳鸣的感知或反应，使神经系统对耳鸣产生适应和习服，从而减轻或消除耳鸣症状。声治疗是实现耳鸣适应的主要方法，正确的声治疗不会对听力产生额外损伤，目前获得国内外专家的广泛推荐。由于每位患者的耳鸣特点不同，适用于所有患者的声治疗方法尚未被发现，个性化声治疗是目前的主要方式。为便于个体化定制，治疗前会对每位患者进行包括听力检测等多维度的评估，以达到“量身定制”的治疗效果。

（田　亮）

耳鸣突然加重怎么办

耳鸣患者经过规范诊疗，很多人症状会有明显改善，也有部分患者虽然未能及时就医，但会逐渐适应耳鸣，降低这一症状对生活质量的影响。但随着时间推移，患者可能又接触到诱发、加重耳鸣的因素，或是长期不良的生活方式对机体的损伤积累到一定程度，会导致耳鸣症状再次加重。这时应该怎样应对呢？

遇到这一情况先不要紧张焦虑，大多数耳鸣是一种主观性的症状，极易受其他主观感受（如焦虑、抑郁、睡眠障碍等）的负面影响，进一步放大耳鸣的不适感，而过度紧张焦虑对治疗有害无益。

可以回顾分析一下近期有无耳鸣加重的诱因，很多不利因素越早解除，就越容易让耳鸣达到明显缓解甚至消失的理想结果。如果近期压力很大，可以尝试深呼吸、冥想、找人倾诉等方法舒缓压力；同时工作和生活中尽量避开噪声环境，因为噪声会对听力造成损伤，听力如果下降会加重耳鸣，并且让人在安静环境中更易觉察到耳鸣；还有很多患者熬夜或是不规律饮食，长此以往会扰乱生物钟，这时出现的耳鸣往往是机体出现损伤的警示，如能尽早干预，纠正不良生活习惯，耳鸣的加重就会被逆转，这点与中医的“三分治、七分养”的理念极为相似。

在规避诱因的基础上，我们可以进一步尝试几种降低耳鸣感受的方法：①尽量让周围的环境多些“悦耳”的声音，例如舒缓的音乐，或者尝试针对耳鸣特制的治疗声音；②多想一些积极乐观的事情，比如与亲友的相聚，出去旅游的趣事，尽量让自己心情愉悦，注意力从耳鸣感觉上转移；③多到户外做一些适度的体力运动，比如慢跑、骑行等，增加新陈代谢可能无形中会消弭很多引起耳鸣的潜在因素；④密切关注听力有无异常。耳鸣加剧时应该到专业的医疗机构做听力学筛查（如果以前测过也需要复查，便于对比听力的动态变化），因为有些感知不到的听力下降可能会加剧耳鸣，需要及时诊断并干预治疗，才能避免更为严重的损害。

一般来说，按以上方法应对，数天至几周的时间，耳鸣就会重新达到代偿状态。如果症状还未缓解，建议到医院从多角度完善耳鸣的检查(听力学、检验学、影像学等),并让医生针对检查结果给予个体化的综合治疗方法。

（田　亮）

有哪些影响耳鸣预后的因素

耳鸣的影响因素众多,患者个体差异也很大,尚没有统一的治疗标准,制定规范化治疗措施也较为困难。目前,对于耳鸣的治疗策略包括健康教育、认知行为治疗、药物治疗、声音治疗、心理治疗等,以及对伴随症状(如睡眠障碍、抑郁焦虑)的治疗。虽然可选的策略很多,但是治疗效果却因人而异,那么究竟有哪些因素会影响到耳鸣的预后呢?

1. **生活方式**

生活方式的范围比较广,包含了饮食、睡眠、运动、情绪等多个方面。其中每一个因素与耳鸣的预后都有关联。如高盐高脂、过量摄入咖啡因等不良饮食方式会加重耳鸣,而改善饮食可降低耳鸣的严重程度从而改善耳鸣的预后。睡眠障碍是耳鸣常见的伴随症状,睡眠质量与耳鸣的预后也密切相关,失眠患者服用安定类药物可以改善睡眠状况,减轻耳鸣的严重程度。耳鸣作为一种主观性症状,也容易受到心理情绪因素的影响。焦虑、抑郁与耳鸣严重程度呈正相关,改变不良的生活方式可以有效降低焦虑等不良情绪的发生,再辅以专业的心理治疗措施,对耳鸣的治疗也大有裨益。因此，饮食、睡眠、情绪等生活方式与耳鸣预后的关系不容忽视。

2. 病程

不同病程耳鸣的疗效也有明显差异，急性期耳鸣的疗效明显好于亚急性期和慢性期。按病程对耳鸣分期，可初步判断不同病程耳鸣患者的预后。这提示我们要重视对急性耳鸣的及时处理，对亚急性期的耳鸣患者也应积极治疗，目的就是避免形成慢性耳鸣，迁延不愈。治疗越早、症状越轻者的效果越佳，所以耳鸣后尽快至正规医疗机构来规范诊治。

3. 耳鸣频率

多数患者感受到的耳鸣声音为单音调，鸣响的频率有个体差异。高频率耳鸣患者以蝉鸣样声音多见，且持续时间长，而低频率耳鸣以嗡嗡声常见。研究发现低中频的耳鸣可能与内耳部分机构过度积水有关，高频耳鸣可能与内耳感受听力的细胞和神经异常放电有关。

一般来说，低频率耳鸣患者使用药物治疗后耳鸣改善更明显，预后较好；而高频率耳鸣患者症状改善不明显，治疗效果相对较差，这其实与不同频率耳鸣的发病机制不同有关。可以根据患者的具体耳鸣状况采用个体化的综合治疗方法。

4. 听力损伤

很多患者由于感受声音的神经受损，除耳鸣外还有严重的听力损伤，此类患者的耳聋频率特点也与疗效关系密切，如果只有低频听力下降，治疗效果较为理想，而高频听力下降及全频听力下降者疗效次于前者。为达到更好的治疗效果，患者只要感觉到听力有下降，应尽早就医，及时诊治。

（田　亮）

大前庭导水管综合征有哪些日常注意事项

大前庭导水管综合征是一种比较常见的先天性内耳畸形，属于一种常染色体隐性遗传病，会引起患者听力波动性渐进性下降，且双侧患病明显多于单侧。患者发病时常常会出现恶心、呕吐、眩晕、走路不稳、听力突然下降等症状。目前对大前庭导水管综合征没有特别有效的治疗方法，保守治疗也只是针对突发性听力减退进行治疗，如果听力下降时间较久，只能佩戴助听器，或者行电子耳蜗植入术。那么大前庭导水管综合征有哪些注意事项呢？

1. 尽早诊断

很多大前庭导水管综合征孩子在出生时听力是正常的，但随着时间的推移、头部外伤和感冒等诱因才出现进行性听力下降或者突发性耳聋。家长要注意观察孩子，如果有不明原因的听力减退，一定要注意排除大前庭导水管综合征，去医院耳鼻喉科就诊，进行相关听力学检查和影像学检查。

2. 及时治疗

大前庭导水管综合征患者如果发生突发性耳聋，一定要及时就诊，按照突发性耳聋进行治疗，常规使用血管扩张类药物，神经营养类药物，必要时使用糖皮质激素等。不要抱有侥幸心理，觉得只是短暂性听力下降，休息后听力会恢复。再次强调，突发听力减退，一定要及时诊治，不然会发生不可逆的听力下降！

3. **定期随访**

虽然大前庭导水管综合征目前无法治愈，但定期去医院做检查是有必要的。能够发现近期听力是否有下降，并积极采取治疗措施，听从医生如何进行听力保护，减缓病情发展。

4. **保护头部，避免外伤**

因为临床上大部分患儿是在发生头部外伤后出现听力减退的，而且很多患儿出现了不可逆转的听力减退，所以建议患儿家长要监督和教育孩子避免追逐打闹，尽量不要参加对抗性的体育运动，例如足球、排球、篮球等。

5. **远离噪声**

长期处在噪声环境中，也会影响听力。大前庭导水管综合征患者要尽量远离噪声，并且合理使用耳机，使用时间不宜过长，音量不宜过大。

6. **预防感冒**

平时注意预防感冒，注意保暖，勤洗手，多通风，如果要去人流量密集的地方一定要佩戴口罩。如患有上呼吸道感染，要及时治疗，尽量不要用力擤鼻或剧烈咳嗽。

7. **合理饮食**

大前庭导水管综合征患者需要合理饮食，不挑食，多吃蔬菜水果，少喝浓茶和咖啡，避免吸烟和饮酒。

8. 避免使用耳毒性药物

临床上像庆大霉素、卡那霉素和链霉素等药物具有耳毒性，会导致大前庭导水管综合征患者的耳聋症状加重。去医院就诊时一定要告知医生相关病史，尽量避免使用耳毒性药物，尽可能地选用其他药物来替代氨基糖苷类药物，如果必须使用时，一定要注意药物正确的剂量和疗程。

9. 关注患儿心理健康

听力有障碍的患者与正常人相比，情绪可能不太稳定，性格比较内向，有可能还会表现出抑郁，人际交往比较敏感、不自在，觉得自卑等。家长要关注患儿情绪变化，积极开导，调动患儿情绪。如发生比较严重心理疾病，一定要及时去看心理医生。

（周玉娟）